CATALOGUE DESCRIPTIF

DES PRINCIPAUX

APPAREILS BALNÉAIRES

APPAREILS D'HYDROTHÉRAPIE

DE VAPEUR, DE CHAUFFAGE ET DE RESPIRATION

Appliqués à l'Art médical

DE

GEORGES CHARLES

Constructeur à Paris.

———

PARIS

ATELIERS ET MAGASINS, RUE DE BIÈVRE, 10 ET 12.

1869

CONSTRUCTION GÉNÉRALE

ET SPÉCIALE

D'ÉTABLISSEMENTS BALNÉAIRES

PARIS. — IMPRIMERIE JULES BONAVENTURE,
quai des Grands-Augustins, 55.

CATALOGUE DESCRIPTIF

DES PRINCIPAUX

APPAREILS BALNÉAIRES

APPAREILS D'HYDROTHÉRAPIE

DE VAPEUR, DE CHAUFFAGE ET DE RESPIRATION

Appliqués à l'Art médical

DE

GEORGES CHARLES

Constructeur à Paris.

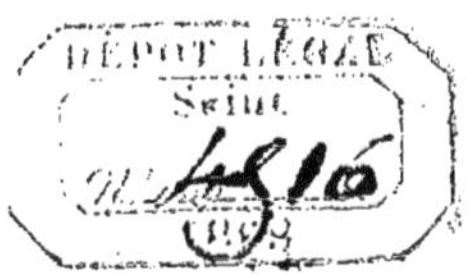

PARIS

ATELIERS ET MAGASINS, RUE DE BIÈVRE, 10 ET 12.

1869

AVERTISSEMENT

La construction des appareils balnéaires a pris depuis quelques années une grande importance et a fait des progrès sérieux. L'introduction de l'hydrothérapie parmi les ressources de la thérapeutique, l'usage chaque jour plus répandu du bain, de la douche, des vapeurs, de la respiration des liquides médicamenteux, ont rendu nécessaire l'étude attentive des divers procédés de distribution de l'eau froide, chaude ou vaporisée employée par le médecin pour le traitement des maladies humaines. Cette étude a obligé le constructeur à s'éclairer de l'expérience et des lumières du médecin, de l'ingénieur et du physicien. La fabrication de ces appareils, qui n'était qu'un métier, est devenue une science, et ils ont été jugés dignes de figurer, dans nos grandes expositions de l'industrie, parmi les corollaires de l'art médical.

C'est ainsi qu'en 1867, M. Georges Charles, fondateur d'un atelier de construction qui date aujourd'hui de vingt ans, a exposé parmi les produits de la onzième classe la série la plus complète de ces appareils, et que, joignant à l'exhibition les moyens d'application, il avait construit, dans l'enceinte extérieure du Champ de Mars, une maison qui, en même temps qu'elle offrait un modèle complet d'installation balnéaire, facilitait le fonctionnement et l'essai des appareils exposés.

C'est ainsi, également, que récompensant les progrès réalisés par M. Charles au profit de la science balnéaire, le jury de notre grande Exposition a couronné les succès obtenus par lui en d'autres circonstances, en lui décernant une *Médaille d'Or*.

« M. G. Charles, dit à ce sujet le *Rapport général* de l'Exposition (t. II, p. 325), a non-seulement exposé des instruments et des appareils balnéatoires fort intéressants, mais encore il avait fait construire dans le parc du Champ de Mars un établissement où il avait réuni et fait fonctionner les appareils les plus divers et les plus ingénieux... Les progrès réalisés depuis vingt ans par cet habile artiste ont été constatés dans un grand nombre d'établissements publics, etc... »

« J'arrêterai l'attention, dit M. Beni-Barde, dans les *Annales de la Société d'hydro-*

logie de Paris, sur un appareil très-ingénieux que M. G. Charles a fait fonctionner dans les jardins de l'Exposition. Il m'a paru destiné à rendre de grands services. Cet appareil est scientifiquement conçu et très-ingénieusement exécuté (1). »

« La médaille d'or, dit encore M. le docteur Bouland (*Moniteur* du 9 décembre 1867), a été décernée à M. G. Charles pour son appareil hydrothérapique qui a pour but de réunir et de concentrer dans un très-petit espace tout ce qui est nécessaire pour l'application médicale de l'eau à différentes températures. L'idée est bonne et l'appareil ingénieux. »

Le catalogue qui suit donne la description pratique des principaux instruments et appareils balnéaires et hydrothérapiques fabriqués et créés par M. G. Charles et pour la plupart brevetés. Il sera complété par des suppléments à mesure qu'il sera créé des appareils nouveaux. Il est bien entendu qu'il a été jugé inutile d'y comprendre tous ceux qui sont d'usage général et qui peuvent néanmoins être demandés la maison Charles.

Tous ces divers appareils sont établis avec des matières de premier choix et ils ne laissent rien à désirer par le soin qui préside à leur construction. Ils sont toujours essayés avant d'être livrés, et ceux qui n'ont pas besoin d'une installation spéciale peuvent fonctionner tout aussitôt. Pour ceux qui nécessitent le montage sur place, ils peuvent être accompagnés, si on le désire, par des ouvriers monteurs.

Il a été établi un prix courant de tous les appareils et de toutes les pièces comprises dans le catalogue ou fabriquées dans les ateliers. Ces prix seront indiqués en réponse aux demandes qui désigneront la pièce et son numéro d'ordre. Les objets commandés sont livrés en gare à Paris.

Il importe d'ajouter ici que M. G. Charles se met à la disposition la plus absolue de tout médecin qui voudra réclamer son concours pour l'exécution d'une idée utile, et qu'il sera heureux de contribuer ainsi, pour sa part, aux progrès de tout ce qui a rapport aux appareils balnéatoires.

Ce catalogue est divisé en cinq parties :

I. Appareils d'hydrothérapie ;
II. Appareils de chauffage ;
III. Vapeur, sudation, fumigation ;
IV. Hygiène balnéaire ;
V. Respiration et pulvérisation.

___

(1) La description de cet appareil se trouve plus loin, n. 1 du Catalogue.

TABLE DES APPAREILS

CONSTRUCTION GÉNÉRALE

ET SPÉCIALE

D'ÉTABLISSEMENTS BALNÉAIRES

ET DE TOUT CE QUI A RAPPORT A LEUR ORGANISATION

Plans, Devis, Machines, Tuyauterie, Réservoirs, Appareils divers

CATALOGUE

I. HYDROTHÉRAPIE

Nº 1. Chambre d'hydrothérapie.

« Qu'on se représente, a dit M. le docteur Bouland (*Moniteur* du 9 décembre 1867), un soubassement carré de $1^m,30$ de côté sur $0^m,40$ de hauteur environ ; à chaque angle s'élève une colonne creuse, en cuivre rouge, qui, se recourbant à $2^m,80$ de hauteur, va se réunir, au centre de figure, à celles des autres angles : une large pomme d'arrosoir est vissée au point de jonction : sur chaque colonne montante se trouvent trois robinets articulés qui portent des pommes, des gerbes ou tout autre ajutage. Tous les tuyaux de distribution se trouvent dans le soubassement ; la tête des robinets, suffisamment prolongée, fait saillie en dehors sur un des côtés et en facilite ainsi la manœuvre. Pour donner la douche en cercles, on fait placer le malade au centre du plancher à claire-voie qui couvre le soubassement, on ouvre un ou deux robinets selon que l'eau doit être froide ou mitigée; aussitôt les jets convergents des 12 gerbes qui garnissent les colonnes viennent frapper à la fois toute la périphérie du corps. Veut-on localiser l'action sur le foie, la rate, le dos, etc., on supprime les ajutages inutiles en tournant les robinets articulés..... On peut faire varier la température à volonté et obtenir ainsi la douche alternative, dont les effets sont si remarquables. S'agit-il d'un bain de siége à eau courante, il suffit d'enlever un des panneaux du plancher et de monter le siége en métal dont

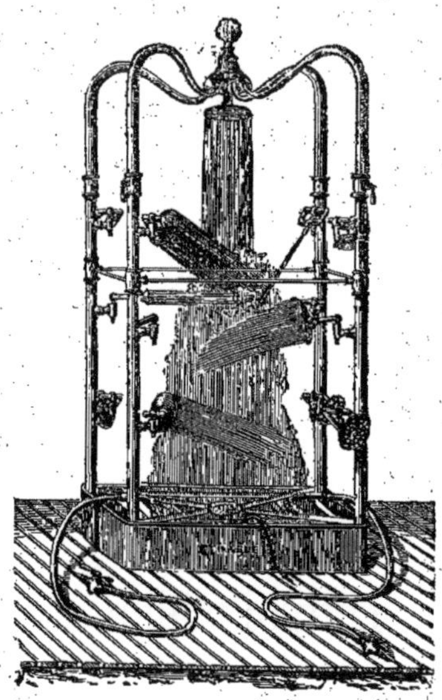

les pieds garnis d'une crémaillère peuvent se fixer à la hauteur voulue ; en arrière un dossier métallique permet de s'appuyer, et en avant un rideau en zinc soutient les jambes, qu'il garantit des éclaboussures. L'appareil ainsi disposé sert aussi à donner la douche rectale; on place sous le siége un vase en cuivre étamé et muni au centre d'un cône tronqué qui laisse passer le porte-canule; enfin un petit tuyau en caoutchouc, muni d'un robinet qui supporte différents ajutages, sert à donner les douches vaginales, soit seules, soit pendant le bain de siége à eau courante : ces différentes transformations de l'appareil exigent quelques minutes seulement. Ajoutons qu'une douche mobile est adaptée au récipient, qui réunit alors tous les appareils hydrothérapiques le plus ordinairement en usage. »

La *Chambre d'hydrothérapie* a pour but de réunir et de concentrer dans un très-petit espace, dans une seule pièce, tout ce qui est nécessaire pour l'application médicale de l'eau à différentes températures. Elle est destinée surtout aux hôpitaux et aux petits établissements qui ne peuvent pas faire les frais d'une installation complexe et qui cependant doivent répondre aux exigences de maladies très-différentes.

Cet appareil se complète par deux réservoirs, un à eau froide, un à eau chaude, d'une capacité de deux mètres cubes, installés à 6 ou 7 mètres de hauteur et communiquant chacun avec l'appareil par un seul tuyau. Il est possible d'ailleurs de suppléer à la pression de ces réservoirs par une pompe à air comprimé qui figure parmi les appareils du présent catalogue.

« Il permet, ce qui est un avantage immense, a dit encore M. Beni-Barde, dans les *Annales d'hydrologie*, de régler la température de l'eau, de donner des douches écossaises assez prolongées, de projeter l'eau comme on le veut, et, à l'aide de nouveaux robinets à genouillère, de la faire couler dans toutes les directions.

« Toutes les personnes qui ont essayé cet appareil éprouvaient les mêmes effets qu'avec le bain de cercle ordinaire ; seulement elles conservaient le sentiment du froid beaucoup plus longtemps. L'une d'elles cependant supportait plus facilement la percussion des douze arrosoirs que celle des cercles ordinaires : la fatigue était moins grande et la réaction bien plus franche. »

L'appareil est construit entièrement en cuivre, certaines parties sont étamées et peintes, les robinets sont en bronze ; tout est établi suivant des modèles spéciaux et avec un soin excessif.

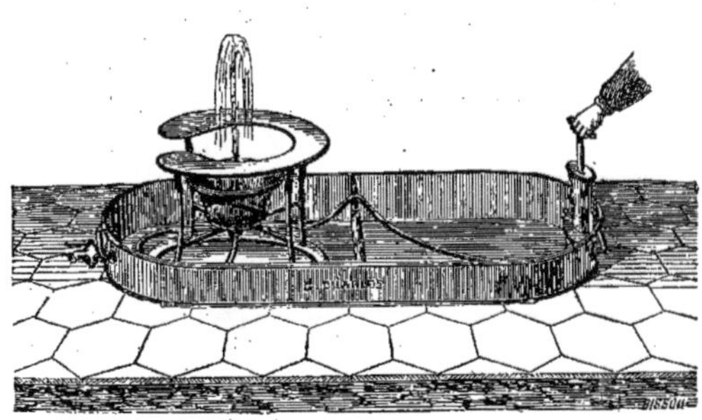

N° 2. Douche ascendante avec bac.

Bac ovale allongé, en métal, partagé en deux parties égales par une cloison. L'eau à employer est versée dans l'une des moitiés d'où une pompe, ajustée à l'extrémité, l'envoie sous le siége par un tuyau de caoutchouc.

Le siége, en métal étamé, est placé dans l'autre moitié, qui reçoit les eaux employées. Au besoin, sous ce siége est ajustée une cuvette dont le centre est traversé par la canule. Il peut servir sans la cuvette et sans la canule, pour une douche vaginale, et, en changeant l'ajutage, pour une douche du périnée.

Dans la position indiquée par le dessin, la pompe est conduite par une main étrangère ; si l'on veut s'administrer les douches soi-même, il suffit de retourner le siége et d'ajuster la pompe sur la cloison centrale.

L'appareil comprend :
Le bac ovale allongé,
La pompe à main,
Le tube en caoutchouc,
Le siége avec cuvette,
Le porte-jet, la gerbe, le porte-canule et la canule.

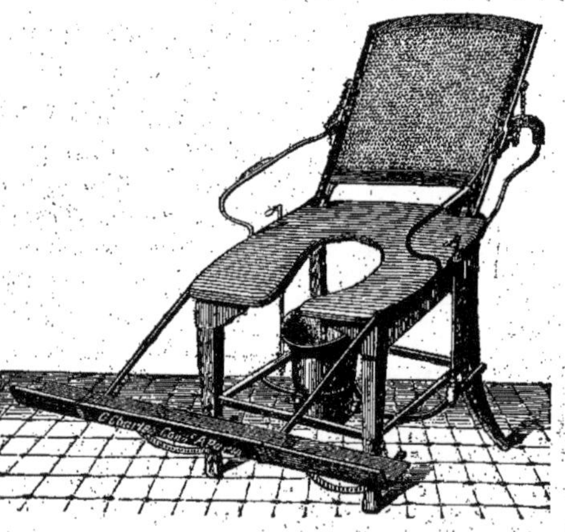

Nᵒˢ 3 et 4. Siége articulé pour douche vaginale.

Fauteuil en bois avec armatures en fer ou en cuivre et dossier en canne. Ce dossier s'incline à volonté selon la position qui doit être donnée au malade. En ayant un marchepied s'élève ou s'abaisse dans la même proportion. A droite et à gauche du siége sont deux robinets laissant arriver

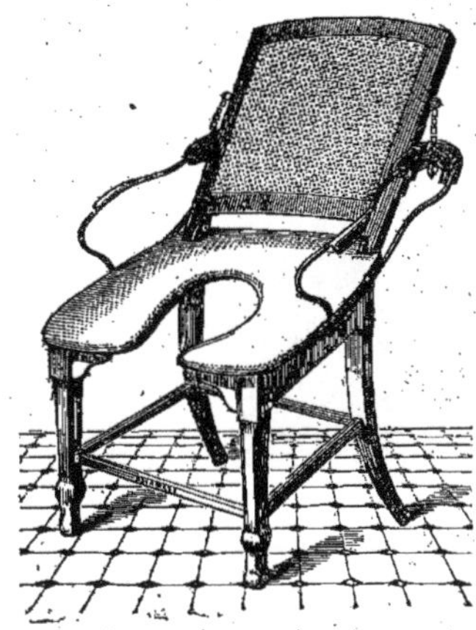

l'eau froide et l'eau chaude. Ces deux liquides se rencontrent et se mélangent dans une boule en métal placée sous le siége et sur laquelle se monte ou la lance pour la douche vaginale, ou la gerbe pour la douche du périnée, ou la canule pour la douche ascendante. Pour ce dernier cas on ajuste une cuvette au-dessus de la boule.

Le même appareil (n° 4), se fait avec dossier articulé sans double robinet et sans boule de mélange.

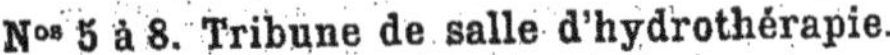

N°s 5 à 8. Tribune de salle d'hydrothérapie.

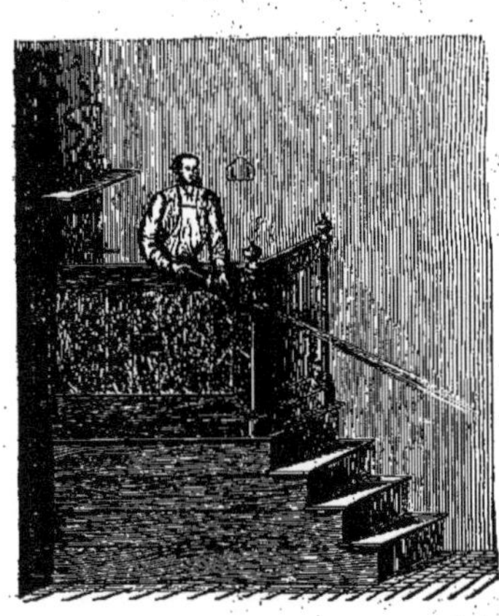

Le but d'une tribune dans une salle d'hydrothérapie est d'isoler le doucheur, de le mettre sur un plan plus élevé que celui où est placé le malade, et de réunir sous sa main la commande de tous les appareils qui fonctionnent dans la salle. Du point où il est placé, partent les différentes conduites qui alimentent les bains de pluie, les douches en colonne, en cercle, en lance, en piscine : il les fait agir en ouvrant les robinets placés à sa portée. Enfin il administre lui-même et à distance la douche horizontale.

N° 5. Tribune, avec une, deux, trois ou quatre marches, construite en sapin et peinte.

N° 6. En chêne passé à l'huile.

N° 7. En chêne avec panneaux en fer peint.

N° 8. Entièrement en fer.

Les panneaux se démontent pour faciliter l'examen et l'entretien des tuyaux qui se réunissent sous la tribune.

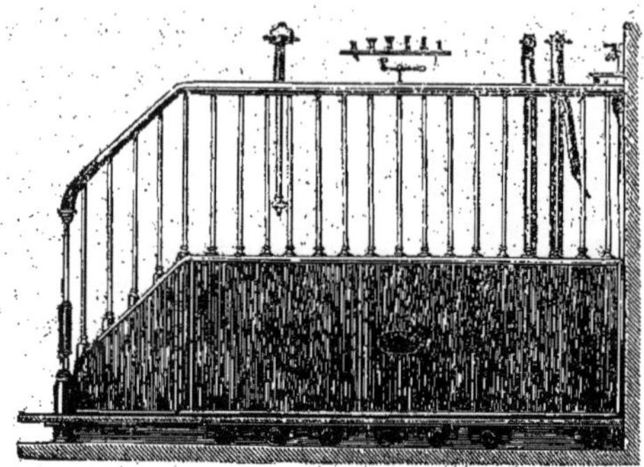

Nᵒ 9. Tribune pour grand établissement.

Cette tribune a été construite pour l'établissement des bains de Spa, sous les auspices de M. l'Inspecteur général Jules François. Elle est toute en fer galvanisé, élevée de quatre marches, et elle commande seize tuyaux. Les robinets, cachés sous le panneau à la hauteur du plancher de la tribune, sont mus par de longues tiges qui forment la rampe et dont les têtes carrées traversent la main courante pour recevoir la clef motrice. Alternativement, l'un des tuyaux amène l'eau froide et l'autre l'eau chaude au même appareil : le mélange, réglé par le degré d'ouverture des robinets, se fait pour chaque couple dans un cylindre intermédiaire, et le doucheur se rend compte de la température obtenue en faisant couler l'eau par un robinet d'épreuve dans une cuvette placée à sa portée. Cette installation permet donc de donner, dans tous les appareils, ou la douche froide, ou la douche chaude, ou la douche tempérée, ou alternativement chaude et froide, c'est-à-dire la douche écossaise. Le doucheur a de plus sous la main deux douches horizontales avec leurs ajutages variés.

La figure représente la tribune en place; au fond les douches horizontales et une tablette portant les ajutages. (Voir nᵒ 10.)

Nᵒˢ 10 à 13. Douches horizontales.

Sur la colonne d'eau, à gauche, raccord d'attente sur lequel se monte un tuyau de caoutchouc d'une longueur variable. A droite, sur un porte-robinet, le robinet à raccord pour recevoir les divers ajutages. Au milieu une

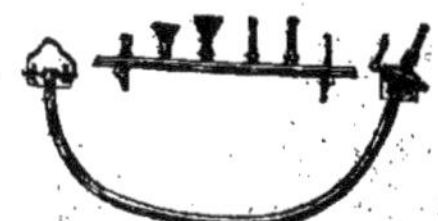

tablette ou porte-ajutage en chêne montée sur deux équerres en cuivre et portant trois jets, de dimensions variées, une lance à fouetter, une gerbe et une lame.

Modèle n^{os}   10   sur   0,040 de diamètre.
—   11   —   0,030   —
—   12   —   0,020   —
—   13   —   0,010

N°s 14 à 16. Douche en cercle.

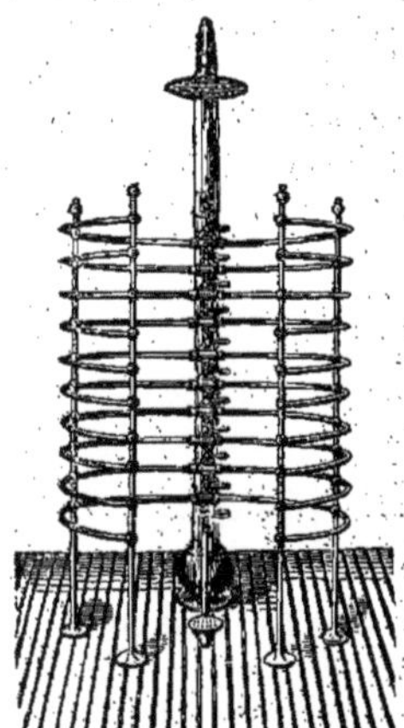

Principal appareil d'une salle d'hydrothérapie. Colonne verticale de distribution montée sur une boule formant réservoir et se terminant en haut par une pomme de pluie dont le jeu est commandé par un robinet. 6, 8 ou 10 cercles soutenus horizontalement et consolidés par quatre supports, chacun réglé par un robinet placé au point d'attache sur la colonne de distribution. Chaque cercle est percé d'une centaine de trous à pointe d'aiguille par lesquels l'eau s'échappe horizontalement ou diagonalement en convergeant vers le centre. Un bouchon métallique qui se démonte à chaque bout du cercle en permet le nettoyage. En bas, sous le plancher, au centre du cercle, jaillit un jet avec pomme ou autre ajutage, faisant l'office de douche périnéale, et complétant l'ensemble de l'appareil. Celui-ci est fabriqué en cuivre rouge, bronze, etc., de manière à supporter les grandes pressions.

Modèle n^{os}   14   douche à   10 cercles.
—   15   —   8   —
—   16   —   6   —

Nᵒˢ 17 à 24. Douche en siége à eau courante.

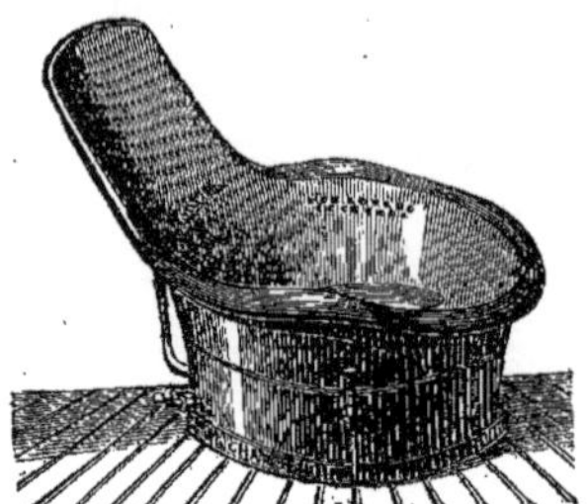

Bain de siége en métal présentant, à la partie postérieure, cinq raccords d'attente destinés à être mis en communication par des tuyaux et des robinets avec la colonne de distribution de l'eau. Ces cinq raccords alimentent sous le siége une douche vaginale, une douche périnéale, une douche rectale, une douche dorsale et une douche à eau courante. Celle-ci est retenue ou expulsée par une soupape dont le guide est à portée de la main. Un trop-plein maintient le liquide à une hauteur déterminée. Un siége se place au centre, à volonté, selon la position que doit prendre le malade.

Huit modèles :
Nᵒˢ 17. Ci-dessus décrit, en cuivre.
— 18. En cuivre, eau courante, soupape, douche vaginale.
— 19. En cuivre, eau courante, douche vaginale.
— 20. En cuivre, eau courante, douche ascendante.
— 21. En zinc, même détail qu'au n° 17.
— 22. En zinc, semblable au n° 18.
— 23. En zinc, semblable au n° 19.
— 24. En zinc, semblable au n° 20.

Nᵒˢ 25 à 28. Colonne de distribution pour douche en siége.

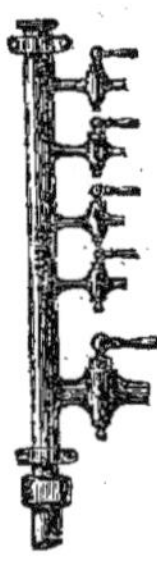

Avec l'appareil qui précède, le malade ne peut pas et ne doit pas faire mouvoir lui-même les robinets. La colonne dont la figure est ci-contre est hors de sa portée, à la disposition des personnes de service. Cette colonne est en cuivre, elle communique avec la conduite générale et est fixée au mur par deux attaches à scellements. Elle reçoit un nombre de branchements correspondant au nombre d'appareils de la douche en siége, selon les différents modèles de l'article qui précède.

Nᵒˢ 25 colonne à cinq robinets.
— 26 — à deux —
— 27 — à deux —
— 28 — à trois —

Nᵒˢ 29 à 31. Douche ascendante en fauteuil.

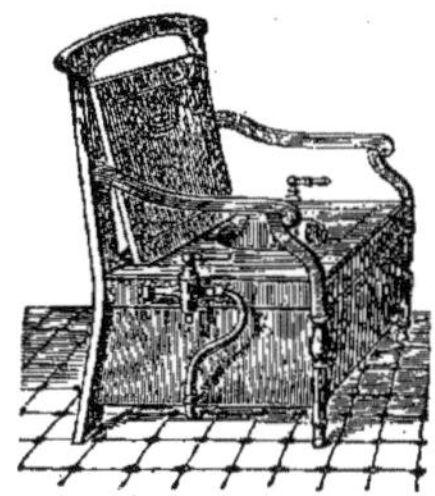

Fauteuil en bois, avec bras, dossier et couvercle. L'eau froide et l'eau chaude, venant de réservoirs supérieurs, sont commandées par deux robinets à droite et à gauche du siége, et se réunissent au-dessous, dans une boule, où se règle la température. De la boule, l'eau s'élève dans la canule au centre de la cuvette. Celle-ci peut être raccordée avec un conduit de vidange fermé par une bonde, et si cette vidange ne peut être pratiquée, le fauteuil est construit de manière que la cuvette puisse être retirée et emportée.

Trois modèles :

Nᵒ 29. Fauteuil en acajou, bras garnis en cuir et crin. 2 robinets et 2 raccords d'attente, boule en cuivre, tube vertical, porte-canule, trois canules, gerbe pour douche périnéale et cuvette.

Nᵒ 30. Fauteuil en chêne, mêmes accessoires.

Nᵒ 31. Fauteuil en bois blanc, mêmes accessoires.

Nᵒˢ 32 et 33. Douche ascendante mobile.

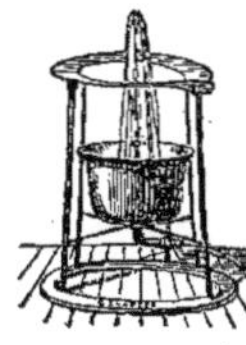

Siége portatif en fer galvanisé et cuivre étamé portant sur un cercle plat et contenant une cuvette au centre de laquelle s'élève un porte-canule. Un raccord d'attente qui se présente à la partie inférieure s'ajuste à un tuyau en caoutchouc d'une longueur quelconque, communiquant avec une conduite d'eau. Le porte-canule peut être remplacé par un ajutage à douche périnéale.

Modèle nᵒ 32. Siége, cuvette, tuyau de caoutchouc, raccord d'attente, porte-canule, deux canules (une pour douche ascendante, l'autre pour douche vaginale.)

Nᵒ 33. Siége, cuvette, tuyau de caoutchouc avec robinet, porte-canule, canule recourbée, raccord d'attente et tuyau de caoutchouc pour la prise. Gerbe pour douche périnéale, canule droite, colonne de rallonge.

N° 34. Gerbe pour douche vaginale.

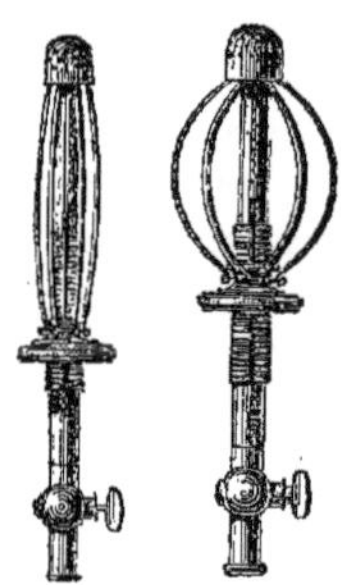

A. Canule à injection percée de trous dans sa longueur et terminée par un dé en ivoire également percé. Six ressorts en métal sont allongés le long de la canule et maintenus par une mollette à vis. La canule une fois introduite, on fait tourner la molette qui, en remontant, fait courber les ressorts, écarte les tissus et facilite l'action de l'injection. Le liquide est amené d'un réservoir ou d'un récipient quelconque, avec pression, par un tuyau de caoutchouc ajusté à un robinet. On retire l'appareil, après avoir ramené les ressorts en position allongée, par le mouvement inverse de la molette.

N°s 35 et 36. Douche fixe en pluie et en colonne, avec robinet à bascule.

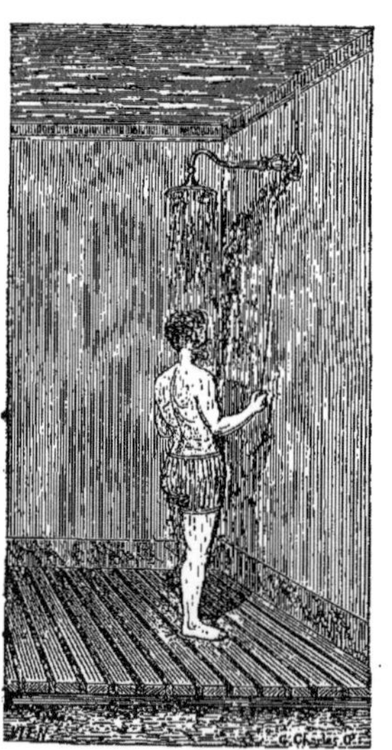

Pomme de pluie de 0^m,25 de diamètre ajustée sur un tuyau coudé et commandé par un robinet à bascule qui se ferme seul. Le malade se place sous la pomme, tire un cordon qui maintient le robinet ouvert. Lorsque le cordon est lâché, le robinet se ferme par la seule pression de l'eau.

Le cordon peut également venir s'attacher à un châssis posé sur le plancher et formant pédale. (Voir n° 146.)

La pomme de pluie peut être dévissée et remplacée par des ajutages formant douche en colonne et de dimensions variées (7 à 12 millimètres).

Cette douche peut être installée dans un appartement, avec bac circulaire de 0^m,90 à 1^m,10 et rideau monté sur tringle.

Deux modèles :

N° 35. Raccord coudé ou droit ajusté sur le tuyau d'amenée. Robinet à bascule. Tuyau en cou de cygne, pomme de pluie. Jet en colonne. Cordon. — N° 36. Mêmes accessoires, modèle plus petit, pomme de 0^m,18.

Nº 37. Pomme de pluie en couronne.

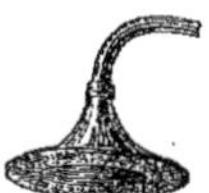

Cet appareil peut être comparé à une pomme d'arrosoir dont le centre est occupé par une demi-sphère de 0ᵐ,20 de diamètre, qui ne permet au liquide de s'échapper que circulairement. Il tombe un peu obliquement en formant couronne. Le cercle s'agrandit par conséquent en raison de l'élévation de l'appareil. Le liquide isole la tête et ne frappe que le dos et les épaules.

Cette pomme de pluie, fabriquée en cuivre, rend le casque inutile; elle s'ajuste comme tous les autres appareils et sur les mêmes raccords.

Nᵒˢ 38 et 39. Douche de pluie fixe pour salle d'hydrothérapie.

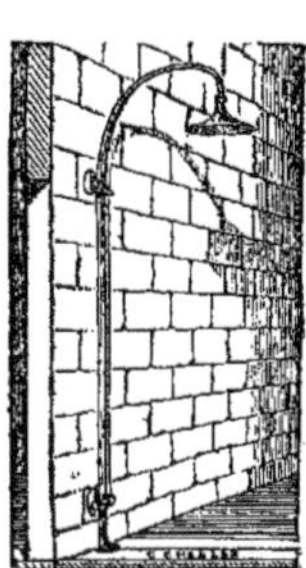

Pomme de pluie de 0ᵐ,32 de diamètre, montée sur un tube en cuivre recourbé et fixé à la muraille par deux colliers scellés. Ce tube descend sous le parquet pour y rejoindre un raccord d'attente qui le met en communication avec la conduite d'amenée. L'action de la douche est commandée soit par la tribune (nᵒ 5 à 9), soit par un robinet placé sur tout autre point de la salle d'hydrothérapie.

Modèle nᵒ 38, tube de 0ᵐ,040 intérieur, pomme de 0ᵐ,32.
    —   39,   —   0ᵐ,030   —   —   0ᵐ,25.

Nᵒˢ 40 et 41. Douche en colonne.

Cette douche consiste en un ajutage de forme conique en cuivre, qui produit une chute d'eau verticale, non divisée, d'une grande force de percussion, ayant un diamètre variable de 11, 13, 15, 17, 19 ou 21 millimètres. Cet ajutage s'adapte à un tube installé comme le précédent.

Deux modèles de tubes :

N° 40.   0ᵐ,040 diamètre intérieur.

— 41.   0ᵐ,030   —   —

La commande indiquera la grosseur du jet que doit donner l'ajutage.

Nᵒˢ 42 et 43. Douche en cloche.

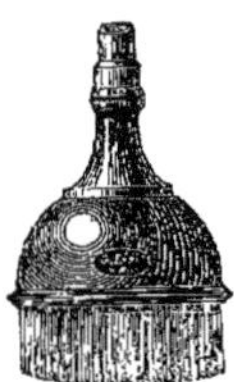

Cloche en métal qui s'ajuste sur le tube décrit au n° 38. Elle est formée de deux hémisphères concentriques, laissant entre eux un espace variable de 0ᵐ,001 au minimum qui peut être agrandi ou diminué au moyen d'une vis qui rapproche ou éloigne la cloche intérieure de la cloche extérieure. L'eau projetée dans cet espace intermédiaire tombe en formant un tube non divisé. La tête au milieu de ce tube s'isole du contact du liquide.

C'est une variété du n° 37.

Deux modèles :

N° 42. Raccord de 0ᵐ,050 (diamètre intérieur).

— 43.   —   0ᵐ,040   —   —

N° 44. Robinet articulé.

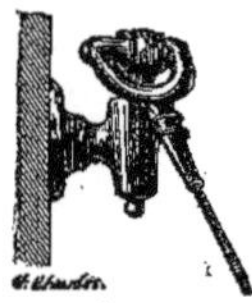

« Ce qui nous paraît être un perfectionnement utile, a dit M. Bouland (*Moniteur* du 9 décembre 1867), c'est le robinet articulé qui permet de varier l'inclinaison des ajutages ou de les mouvoir dans le sens vertical. »

Le robinet de la figure ci-contre, fabriqué en bronze, est scellé dans la muraille où il est mis en communication avec le tuyau d'amenée de l'eau. Le jet, monté sur la pièce demi-circulaire,

peut être mu de bas en haut et maintenu soit horizontalement soit diagonalement, et dans une inclinaison quelconque. L'axe principal, tournant
verticalement dans la gorge du robinet, permet à son tour au jet de se
mouvoir de droite à gauche et d'être arrêté sur un point déterminé. On
interrompt le passage de l'eau en ramenant le robinet vers la muraille.

Le modèle est accompagné de un ou plusieurs jets variant de 7 à 8 millimètres et
d'un ajutage à gerbe.

Nº 45. Douche dorsale verticale.

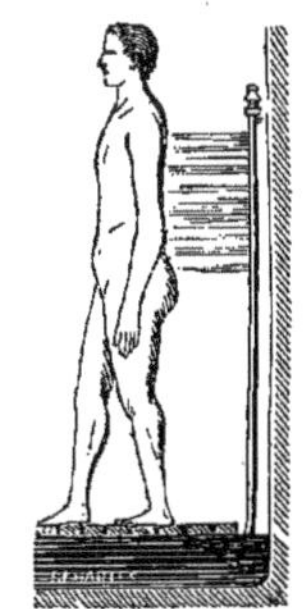

Cette douche a été fabriquée sur l'initiative de M. l'inspecteur général Jules François. Elle est très-énergique et
agit d'une façon très-efficace pour toutes les affections de la
région dorsale. Elle opère sur toute la hauteur du corps
en projetant un ensemble de jets sur une ligne verticale.

L'appareil se compose d'une colonne en partie aplatie,
percée de trous à pointe d'aiguille, ayant un bouchon métallique à la partie supérieure et maintenue à la muraille
par deux colliers scellés. La partie inférieure recourbée
sous le plancher présente un raccord d'attente.

Nºˢ 46 et 47. Douche en lame pour piscine.

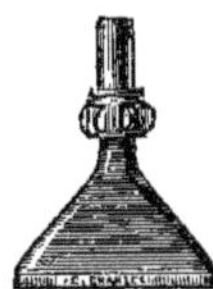

Se place horizontalement et au niveau de l'eau de manière
à agiter la surface en manière de lame et sous une forte pro-
jection.

Deux modèles :
Nº 46 lame de 0ᵐ,35 de largeur.
— 47 — 0ᵐ,25 —

Nᵒˢ 48 et 49. Trop-plein articulé pour piscine.

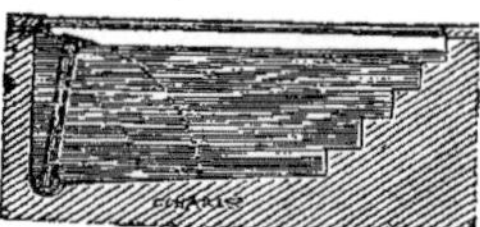

Un tuyau coudé, ajusté dans l'orifice de sortie des eaux au fond de la piscine et se mouvant dans cet orifice par un double emboitage, de manière que le bras principal puisse décrire un arc de cercle, depuis la position verticale jusqu'à la position horizontale, en s'appuyant sur la muraille verticale du bassin. Selon l'inclinaison qui lui est donnée, l'eau s'écoule à une plus ou moins grande hauteur par l'orifice supérieur. On règle ainsi le niveau d'eau de la piscine à une élévation déterminée.

Deux modèles :
Nᵒ 48.   0ᵐ,12 de diamètre.
— 49.   0ᵐ,09   —

Nᵒˢ 50 et 51. Bonde de fond pour piscine.

Se lève au moyen d'une chaîne, ou d'une pédale avec tige de pression à manivelle.

Deux modèles :
Nᵒ 50 à chaîne.
— 51 à pédale.

Nᵒˢ 52 à 57. Barres d'appui.

En fer ou en cuivre. Se scellant à la muraille au-dessous des douches en pluie, autour des piscines ou au-dessus des baignoires, pour aider le malade à se tenir ou à se redresser.

Six modèles :
Nᵒ 52. Pour douche, en fer galvanisé.
— 53.   —   en cuivre.

N° 54. Pour piscine, en fer galvanisé, au mètre courant, supports compris.
— 55.   —   en cuivre,   —   —
— 56. Pour baignoire, en fer galvanisé.
— 57.   —   en cuivre.

N°s 58 à 60. Casque pour les douches.

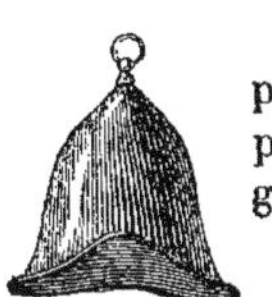

Fabriqué en cuivre et garni d'une coiffe à l'intérieur. Il est préférable au bonnet en caoutchouc et en taffetas gommé, parce qu'il protége la tête contre la percussion de la douche à grande pression.

Trois modèles :

N° 58. Grand modèle.
— 59. Moyen modèle.
— 60. Petit modèle.

N°s 61 et 62. Bain de bras.

Deux modèles :
N° 61. en cuivre.
— 62. en zinc.

N°s 63 et 64. Bain de jambes.

Alimenté à eau dormante ou à eau courante avec jet frappant sur la jambe.

Deux modèles :
N° 63. en cuivre.
— 64. en zinc.

Nᵒˢ 65 à 67. Hydromélangeur pour douche écossaise et tempérée.

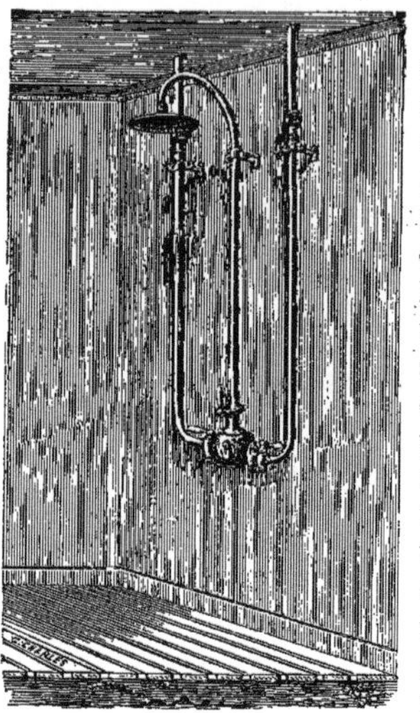

Cet appareil, disent MM. Bouland (*Moniteur* du 9 décembre 1867) et O. Dumesnil (*Rapports sur l'hygiène*, à l'Exposition de 1867), consiste en une sphère creuse de 12 à 14 centimètres de diamètre à laquelle aboutissent, de chaque côté, deux tuyaux, l'un amenant l'eau chaude, l'autre amenant l'eau froide. Un troisième tuyau s'élève verticalement du haut de la sphère, se recourbe à sa partie supérieure et porte en avant l'appareil, pomme de pluie ou douche en colonne. Dans ce seul état le mélange ne s'opérerait pas efficacement, et l'eau froide ou l'eau chaude dominerait suivant la différence de pression des réservoirs. Pour neutraliser cette différence, l'intérieur de la sphère contient des spirales et des clapets qui équilibrent les deux natures de liquide et règlent le mélange d'après l'égale ouverture des robinets.

Sur la sphère est adapté un manomètre qui indique constamment le degré de pression, et un thermomètre appliqué sur le tuyau supérieur, donne les degrés de chaleur du mélange obtenu.

Dans la figure 1ʳᵉ l'eau descend directement d'en haut; dans la figure 2ᵐᵉ elle provient de dessous le plancher.

Trois modèles :

Nᵒ 65. Conduits venant du haut ou du bas; trois robinets; manomètre ; thermomètre ; bouchon avec nez ; sphère ; pomme de pluie ; cinq colliers scellés et raccords d'attente.

Nᵒ 66. Conduits venant du haut ou du bas ; trois robinets ; sphère ; bouchon avec nez ; cinq colliers scellés et raccords d'attente.

Nᵒ 67. Conduits venant du haut ou du bas ; deux robinets; sphère, cinq colliers et raccords d'attente.

Il importe d'indiquer avec la commande si les conduites viennent du haut ou du bas.

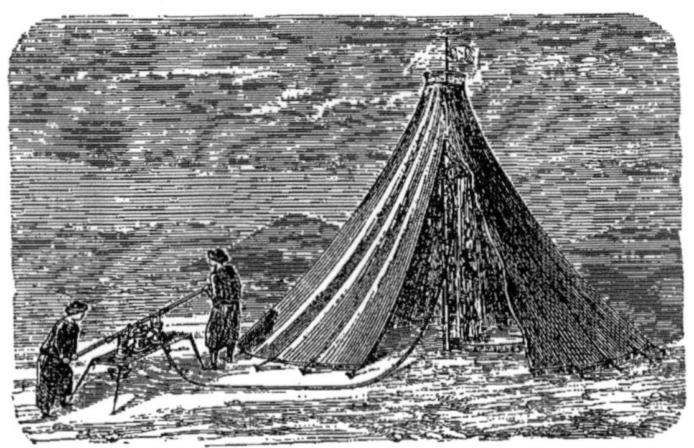

Nᵒˢ 68 et 69. Douche de campagne.

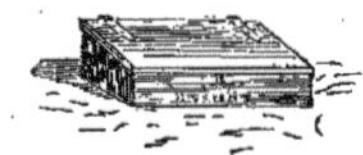

Une tente. Au mât du milieu est fixée la pomme de pluie au moyen d'une courroie. L'eau est envoyée par une pompe portative, installée sur un banc et dont le balancier est manœuvré par deux soldats. L'alimentation est prise dans une gamelle, un seau ou un bidon placé auprès du banc, et l'eau est conduite à l'arrosoir, avec forte pression, par un tuyau de caoutchouc. Un tapis ou un bac en caoutchouc est placé sous les pieds du baigneur. A défaut d'une tente, un rideau peut être ajusté à un mur.

L'appareil entier : pomme de pluie, tuyau, balancier, pompe, pieds du banc, peut être placé dans une caisse en bois beaucoup moins grande qu'une cantine ordinaire.

Deux modèles :

Nᵒ 68. L'appareil complet, moins la tente.
— 69.　　　—　　　avec bac et rideau.

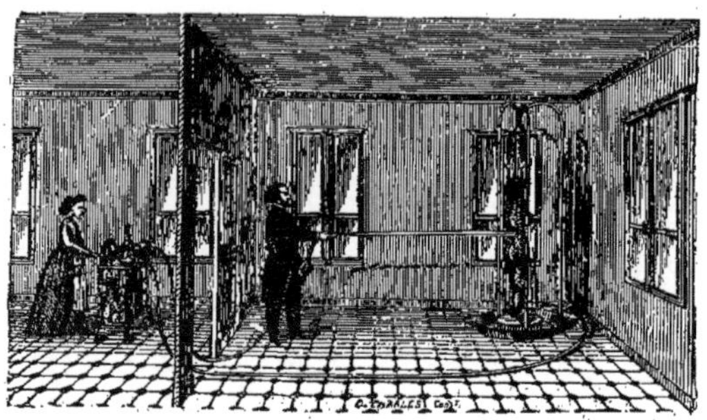

N° 70. Doucheuse mobile d'appartement à haute pression.

Suppression de tout réservoir supérieur, lorsque la disposition des lieux n'en permet pas l'installation. La pression, au moins égale à deux atmosphères, est donnée par une pompe à rotation placée dans une pièce voisine de celle où est l'appareil et mise en mouvement par une seule personne. La bâche de la pompe contient l'eau. Deux tuyaux desservent, l'un une pomme de pluie placée au haut de l'appareil, l'autre une douche à jet dirigée par le médecin. Un rideau peut entourer l'appareil en laissant seulement une ouverture pour le passage du jet. Un bac à bords élevés entoure la base de l'appareil. Celui-ci peut être facilement transporté et installé partout, sans obliger à aucune appropriation spéciale.

N° 71. Douche écossaise.

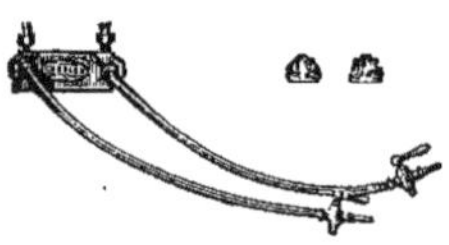

La douche écossaise doit fonctionner de manière à pouvoir distribuer rapidement et alternativement, sans aucune intermittence, l'eau chaude et l'eau froide. L'eau est dans deux réservoirs différents. Le doucheur tient dans chaque main un robinet ; il bouche avec le doigt l'orifice de l'un pendant que l'autre fonctionne. Un simple mouvement, par conséquent, fait succéder la douche froide à la douche chaude et alternativement.

L'installation comprend : une plaque portant deux raccords d'attente, à laquelle aboutissent les deux conduits d'arrivée, deux tuyaux de caoutchouc, deux robinets et deux jets.

Deux modèles, qui varient seulement par le diamètre des conduits et robinets :
N° 71 A. 0^m040. — N° 71 B. 0^m030.

Pièces détachées de l'hydrothérapie.

POMMES DE PLUIE POUR PISCINE ET POUR DOUCHE, AVEC RACCORD.

N° 72. modèle 1. de 0^m250 de diamètre.
— 73. — 2. de 0^m180 —
— 74. — 3. de 0^m120 —

TUYAUX DE CAOUTCHOUC A SPIRALE POUR GRANDE PRESSION.

N° 75. modèle 1. de 0^m,040 de diamètre.
— 76. — 2. de 0^m,030 —
— 77. — 3. de 0^m,020 —
— 78. — 4. de 0^m,010 —

ROBINETS DE DOUCHE.

N° 79. modèle 1.
— 80. — 2.
— 81. — 2.
— 82. — 4.

JETS DE TOUTE GROSSEUR POUR LE ROBINET DE DOUCHE.

N° 83. modèle 1.   ⎫
— 84. — 2.   ⎬ Pour le robinet du même
— 85. — 3.   ⎪   numéro.
— 86. — 4.   ⎭

GERBES.

Nº 87. modèle 1.
— 88. — 2.
— 89. — 3.
— 90. — 4.

} Pour le robinet du même numéro

LANCES A FOUETTER.

Nº 91. modèle 1.
— 92. — 2.
— 93. — 3.
— 94. — 4.

} Pour le robinet du même numéro.

CANULES.

Nº 95. modèle 1. pour douche ascendante.
— 96. — 2. pour douche vaginale.

RACCORDS D'ATTENTE S'ADAPTANT SUR LES CONDUITES ET TUYAUX.

Nº 97. modèle 1. de $0^m,040$ de diamètre.
— 98. — 2. de $0^m,030$ —
— 99. — 3. de $0^m,020$ —
— 100. — 4. de $0^m,010$ —

II. CHAUFFAGE

N°s 101 et 102. Chaudière pour 50 à 60 baignoires.

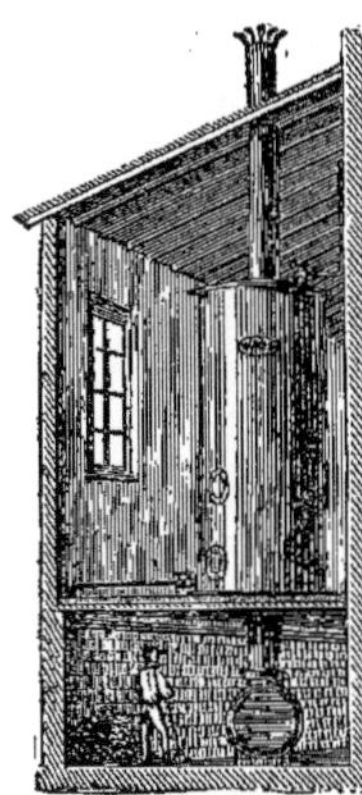

Un chauffage régulier et économique est la condition essentielle d'un établissement de bains ; le problème à résoudre est d'obtenir le plus de calorique possible avec le moins de combustible, et d'utiliser toute la chaleur produite. Le modèle dessiné ci-contre approche au plus près de ce but. C'est un chauffage à colonne pour 50 baignoires. Le foyer, entouré d'eau, est dans une cave ou sous-sol, la cuve contenant l'eau est placée à l'étage au-dessus. La fumée monte au centre de l'appareil et le parcourt en suivant un serpentin hélicoïde plongeant dans l'eau et communiquant avec l'extérieur par des bouches de nettoyage. La contenance de la chaudière est de 15 mètres cubes.

Le modèle comprend : la cuve, le serpentin en cuivre, la cheminée en tôle, trois bouches de nettoyage, une colonne de trois mètres au maximum, foyer compris ; porte, chenêts, barreaux, ringard, pelle à feu ; robinet flotteur de 0^m,040 ; robinet de vidange pour le bas, de 0^m,030 ; robinet de départ de 0^m,050.

La même chaudière (102) se fait avec cuve en fer.

Nº 103. Chaudière verticale pour 10 baignoires.

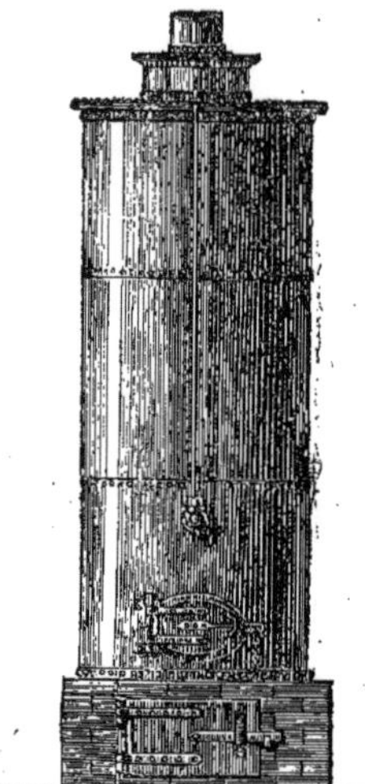

Cette chaudière a été installée dans la plupart des dépôts du chemin de fer de Paris-Lyon-Méditerranée et sur les dessins de la Compagnie. Elle est construite extérieurement en fer, tout ce qui est en contact avec le feu est en cuivre. Le bas repose sur un socle en briques. Porte du cendrier en bas, porte du foyer au-dessus. 13 tubes bagués et foulés conduisent la fumée jusque dans une chambre qui la rassemble et la renvoie dans la cheminée. Cette chaudière est munie d'un robinet de départ, d'un flotteur et d'un niveau d'eau.

Pour un établissement de bains peu considérable, cet appareil est préférable à tout autre. Il occupe peu de place, il est facile à installer et consume peu de combustible. Il est expédié prêt à mettre en place, il ne reste à faire que le socle.

Nºs 104 à 106. Chauffage à colonne pour une salle de bains particulière.

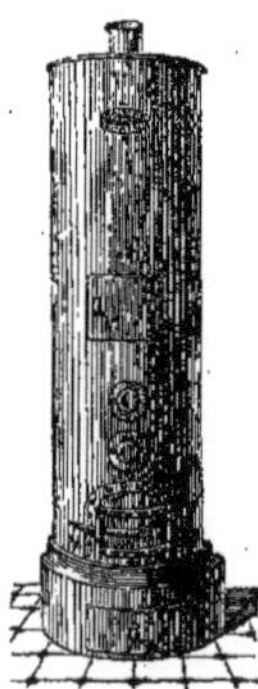

Cet appareil mesure 2 mètres de hauteur sur 40 centimètres de diamètre intérieur. Il présente dans son élévation : le cendrier ménagé dans le socle en tôle, le foyer à trois plateaux, deux bouches de nettoyage, un chauffe-linge ; raccord de départ, robinet flotteur, robinet de vidange de l'appareil. Le tout, sauf le socle, est en cuivre rouge étamé. Avec chauffage au bois ou au charbon, il faut 30 minutes pour élever l'eau à 35 degrés au-dessus de la température ordinaire.

Le système de chauffage peut être remplacé par un appareil de 50 brûleurs à gaz. Le gaz chauffe aussi rapidement que le bois ou le charbon et il s'en consomme environ, pour le même résultat, $1^m,25$ à $1^m,50$ cube.

Trois modèles :
N° 104. Suivant le détail ci-dessus.
— 105. En plus un appareil à gaz.
— 106. L'enveloppe en tôle galvanisée.

N°s 107 et 108. Chauffage simple à colonne.

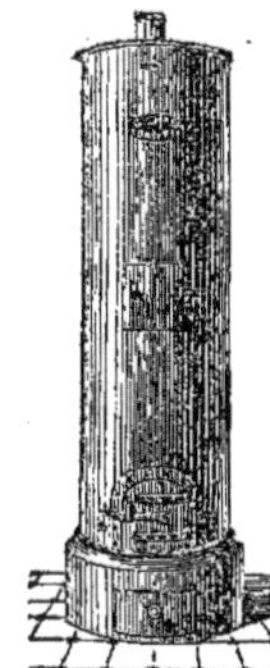

Il est de même forme et de mêmes dimensions que l'appareil précédent, mais la construction intérieure est moins compliquée. Il est par conséquent moins coûteux et aussi moins économique. Foyer avec colonne de fumée, chauffe-linge, tubulures de départ, robinet de vidange et flotteur. Il est prêt à fonctionner immédiatement.

Deux modèles :
N° 107. Tout en cuivre avec socle en tôle.
— 108. Enveloppe en tôle galvanisée, foyer et chauffe-linge en cuivre.

N° 109. Installation complète d'une salle de bains particulière.
(Chauffage à circulation).

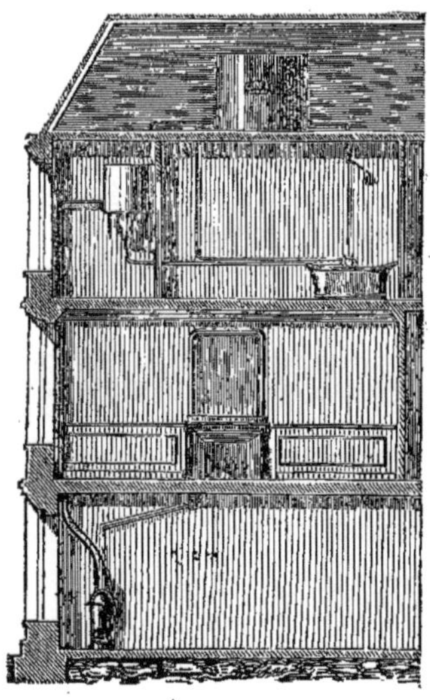

Au rez-de-chaussée, l'appareil de chauffage dit à circulation. L'eau froide descend du réservoir placé à un étage supérieur, traverse l'appareil et remonte automatiquement par l'effet d'ascension que produit la différence de densité après la caléfaction. Cet appareil est en cuivre ; on peut l'envelopper d'un lit de briques pour éviter la déperdition du calorique. Le foyer peut recevoir indifféremment du bois, du charbon de terre ou du coke. La fumée est dirigée vers la cheminée du premier étage. Les tuyaux de conduite de l'eau, en cuivre, qui traversent les appartements, doivent être entourés d'une gaîne en zinc et même enfermés dans un coffre. Ces précautions mettent à l'abri de toute espèce d'accidents. Le cabinet de bains est installé au premier ou au second étage ; tout auprès est le réservoir qui reçoit l'eau chaude amenée par le va-et-vient ; au-dessus le réservoir d'eau froide communiquant à la fois avec l'appareil de chauffage et la baignoire.

L'installation comprend : l'appareil de chauffage, les tuyaux en cuivre, le réservoir à eau froide, le réservoir à eau chaude, la baignoire, les robinets. L'appareil de chauffage (modèle unique) comprend : les raccords d'attente, tuyaux d'entrée et de sortie, robinet de décharge, conduit de fumée, etc.

Nº 110. Chauffage pour eaux minérales.

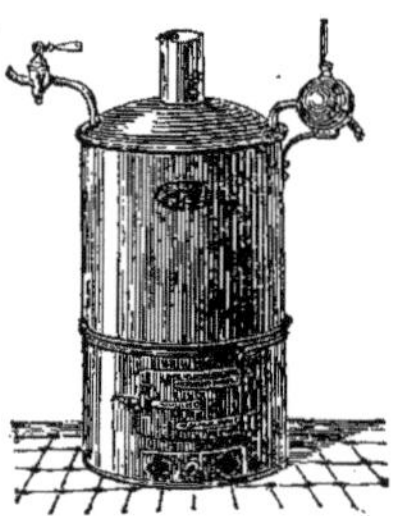

Cet appareil ne permet aucune déperdition des gaz contenus dans l'eau minérale, ni aucune décomposition des principes chimiques. L'eau froide amenée par le robinet à gauche circule rapidement dans l'appareil, et à plein tuyau, par un serpentin qui décrit de nombreuses révolutions, et sort à une température élevée, par la boule à droite. L'expérience suivante a été faite : 117 litres d'eau douce introduits dans la chaudière ont été élevés en 41 minutes à 66 degrés au-dessus de leur température ordinaire, et 375 litres d'eau minérale ont parcouru le serpentin en une heure, entrant à gauche à la température naturelle, sortant à droite à 41 degrés au-dessus de cette température. Cet appareil a une utilité démontrée dans les établissements alimentés par des eaux minérales froides, et particulièrement au commencement et à la fin des saisons où il faut agir sur de moindres quantités.

Deux modèles, comprenant un fourneau en fer avec grille en fonte ; un appareil à plateau faisant colonne ; couvercle en dôme, serpentin, robinet d'arrêt, boule de sortie avec support en fer forgé, et thermomètre. Les deux modèles varient par les dimensions générales.

N°s 111 à 113. Chauffe-bains ordinaire.

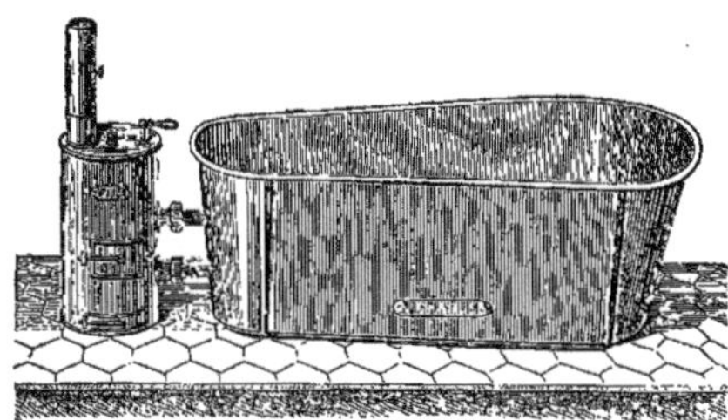

Foyer à cloche, chauffé au charbon de bois ou au coke et pouvant élever l'eau de la baignoire, en 45 ou 50 minutes, à 16 degrés au-dessus de sa température naturelle. Cet appareil est relié à la baignoire par deux raccords, qui établissent le mouvement de va-et-vient entre le liquide froid et le liquide chaud. La dépense de combustible, pour élever le bain à la température régulière, ne dépasse pas 35 c. Le prix de l'appareil complet, baignoire et chauffage est d'une grande modicité. La baignoire est en zinc avec rebord supérieur.

Trois modèles :

N° 111. Chauffage tout en cuivre avec chauffe-linge.
— 112. Chauffage en tôle galvanisée, foyer en cuivre et chauffe-linge.
— 113. Chauffage en entier en tôle galvanisée sans chauffe-linge.

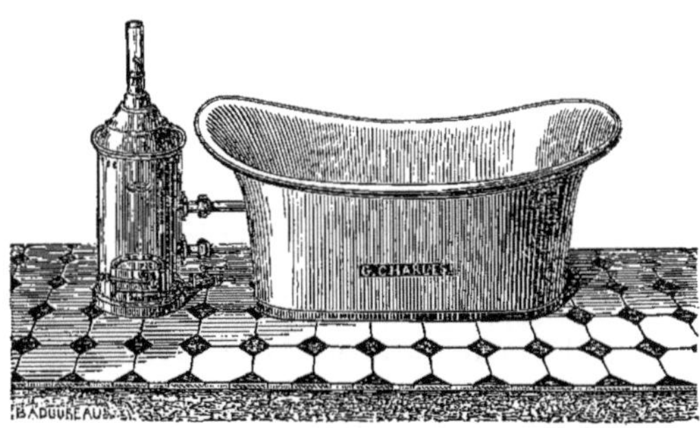

N°s 114 à 116. Chauffe-bains, modèle riche.

Le système, semblable au précédent quant au principe de circulation, est complété par une double vanne qui permet à la personne placée dans la baignoire d'intercepter la communication ou de la rétablir. La température peut être élevée de 16 degrés en 30 minutes. L'appareil de chauffage est en cuivre et à plateau, avec bouches de nettoyage et chauffe-linge sous la cloche qui couronne le poële.

Trois modèles :

N° 114. En cuivre poli.

— 115.   —   non poli.

— 116. Comme le n° 114, ayant en plus un appareil à gaz pour remplacer au besoin le chauffage au charbon.

N° 117. Fourneau et chaudière pour bains.

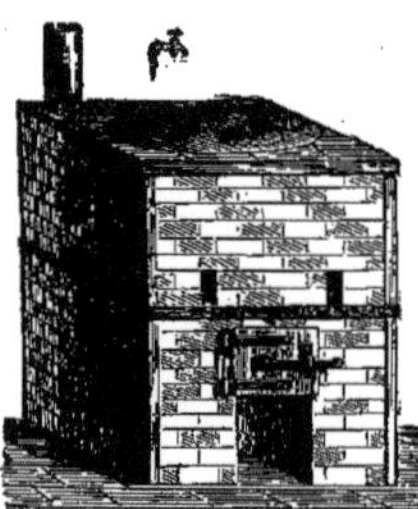

C'est le système ancien, perfectionné par quelques détails d'installation et pouvant d'ailleurs servir pour le chauffage des bains et pour la lessive. Au centre du couvercle est établi un cylindre qui sert à chauffer le linge.

Le fourneau est construit en briques, porte en tôle, arêtes et ceinture en fer.

La chaudière en cuivre, en fer ou en fonte.

N° 118. Locomobile avec machine à vapeur, force de 1 cheval.

N° 119. Locomobile avec machine à vapeur, force de 2 chevaux.

N° 120. Locomobile avec machine à vapeur, force de 3 chevaux.

N° 121. Locomobile avec machine à vapeur, force de 5 chevaux.

N° 122. Générateurs de tout genre de 5 à 25 chevaux.

N° 123. Chauffage des baignoires par circulation de la vapeur.

La baignoire reçoit un double fond parfaitement étanche, formant un vide de 0^m,60 de hauteur. Ce vide est parcouru par un tuyau percé de petits trous, par lesquels la vapeur se répand incessamment dans le double fond. L'eau, préalablement introduite dans la baignoire, s'y élève en moins de six minutes à la température habituelle du bain. Un robinet de purge, communiquant au double fond, sert à en extraire l'eau de condensation de la vapeur.

Baignoire à grosse gorge, forme bateau ; double fond en fonte de fer ; tuyau serpentin pour distribution de vapeur ; soupape de sûreté et reniflard.

N° 124. Chauffage de baignoires à la vapeur.

Un cylindre terminé par deux demi-sphères est ajusté à la baignoire ; la vapeur y pénètre et en sort par deux tubulures et le parcourt dans un serpentin avec robinet de purge. Un robinet de manœuvre permet à la personne qui se baigne d'interrompre ou de rétablir la circulation de vapeur, et, par conséquent, de réchauffer son bain.

N°s 125 et 126. Chauffage de secours pour établissement de bains.

Cet appareil peut servir pour suppléer à la chaudière d'un établissement en cas d'interruption et aussi dans les circonstances où l'établissement ne donne qu'une petite quantité de bains.

Deux modèles :
N° 125. Extérieur en fer, foyer et tuyau de fumée en cuivre, hauteur, 3 mètres.
— 126. Même construction, hauteur 5 mètres.

N° 127. Construction et installation, en général, des appareils de chauffage des établissements thermaux, par la vapeur ou par l'eau chaude.

III. VAPEUR, SUDATION, FUMIGATION

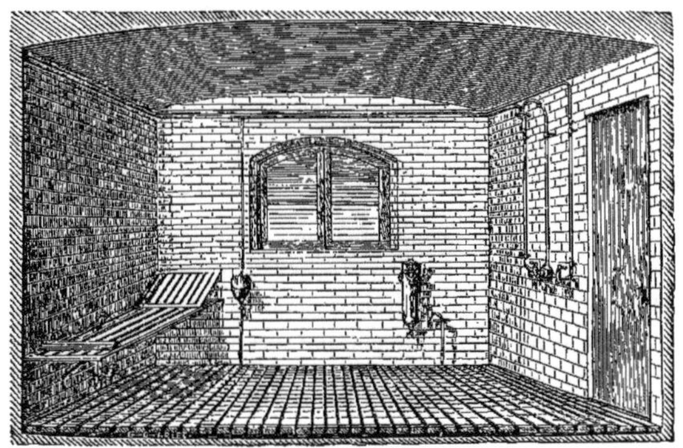

Nᵒˢ 128 à 133. Étuve de vapeur et accessoires.

La vignette ci-dessus présente l'installation d'une étuve de vapeur et l'ensemble des appareils qui y fonctionnent.

Plancher à claire-voie au-dessus d'un sol bitumé, porte et châssis en fer, croisée avec bâtis en fer.

A gauche le lit de massage· formé d'un châssis en frises de sapin. Le dossier est mobile et se lève ou s'abaisse à volonté; l'appuie-pieds est pourvu de chevillettes qui permettent de l'avancer ou de le reculer. Le lit est posé sur deux supports en fer galvanisé et complété par une table à coulisse qui prévient l'action trop immédiate de la vapeur.

Sous le lit est placé l'orifice d'arrivée de la vapeur, surmonté de la boîte à aromates. Le fonctionnement de cet appareil est commandé par un robinet dont la tige s'élève le long du mur, à hauteur du lit. La boîte à aromates se compose d'un récipient en cuivre, avec capsule en même métal et coiffé d'un couvercle percé de trous par lesquels la vapeur se répand après avoir traversé les aromates.

A la tête du lit se trouve la cuvette à éponge. Cette cuvette porte à l'intérieur un plateau percé de trous sur lequel l'éponge est posée. L'eau fraîche pour humecter l'éponge est fournie par un tuyau embranché sur une conduite d'alimentation, et au fond de la cuvette est appliqué un tuyau de vidange avec son robinet.

A droite de la fenêtre est installée la douche oscillante. C'est un cylindre en cuivre fermé par un couvercle ou chapeau et dans lequel, en dévissant ce chapeau, on introduit les aromates. La vapeur, après avoir traversé les aromates, est projetée au dehors par un robinet ployant terminé par une lance qui, au moyen d'une poignée, est conduite verticalement à la hauteur nécessaire. L'appareil est construit de manière à corriger un défaut existant dans tous les appareils de ce genre, qui laissent sortir avec la vapeur des

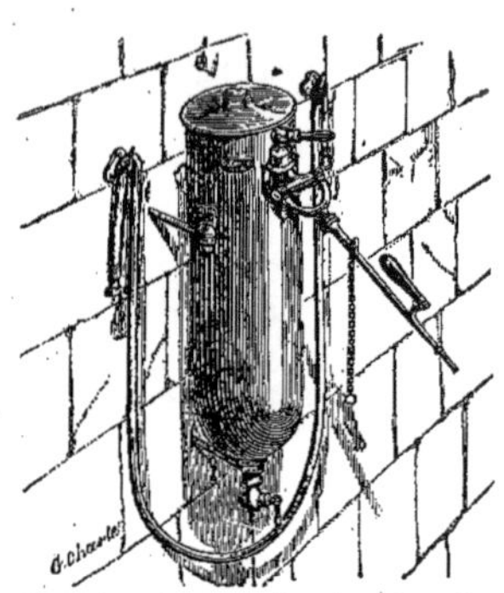

gouttes d'eau brûlantes. On peut faire servir l'appareil pour des douches locales, en démontant la poignée qui surmonte la lance et en emboîtant sur celle-ci un tuyau terminé par une pomme d'arrosoir.

A droite, auprès de la porte, est placée la douche en pluie, qui peut être donnée chaude, tiède ou froide, au moyen de l'appareil hydromélangeur déjà décrit et figuré au n° 65. (Voir aussi n° 117.)

Deux tuyaux amènent l'eau chaude et l'eau froide, dont la température se combine dans la boule avant de s'élever par le tuyau du milieu et de se déverser par la pomme de pluie. Celle-ci est de grand diamètre.

L'appareil, qui comprend deux robinets à manche d'ébène, est fixé par cinq colliers d'attache qui permettent de le démonter au besoin.

Toute cette installation est faite sur un seul modèle :

N° 129. La douche oscillante, cylindre, couvercle, bouchon à clef, robinet d'arrivée, robinet de purge, robinet de douche, lance, poignée, tuyau de caoutchouc avec ajutage, brides d'attente, attaches, etc.

N° 130. La boîte à aromates avec couvercle, capsule, robinet de commande à ge, tuyau d'amenée, supports.

N° 131. La cuvette avec tuyaux et robinets d'arrivée et de vidange, grille, supports.

N° 132. Le lit de massage avec dossier mobile, appuie-pieds, panneau à coulisse, supports en fer et tasseaux.

N° 134. Chaudière à vapeur pour étuve.

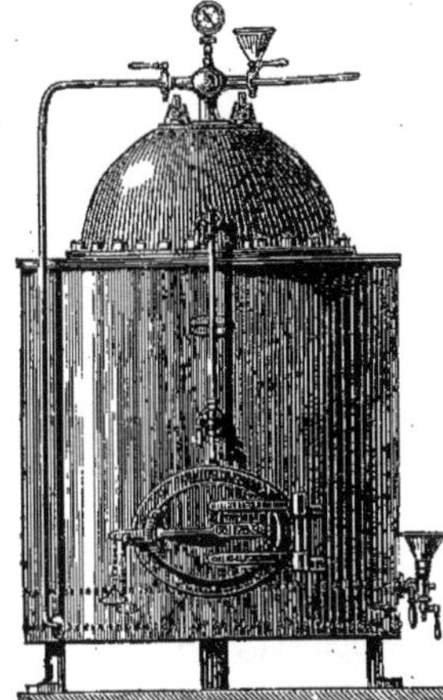

Cette chaudière est surtout utile pour les établissements qui ne donnent qu'un petit nombre de bains de vapeur et qui doivent éviter, par conséquent, l'onéreuse construction de fourneaux, de bouilleurs et de cheminées. La chaudière ci-dessus est portative, sa petite dimension permet de la déplacer facilement; elle peut assurer le service continu d'une salle de deux mètres en carré, sur trois mètres de hauteur, soit douze mètres cubes, et procure une grande économie de combustible.

Elle se compose d'un fourneau en tôle garni à l'intérieur d'un doublage en brique. Dans le bas est un réservoir d'alimentation. Robinets d'arrivée et de sortie, niveau d'eau, soupape de sûreté, manomètre de cinq atmosphères placé à la vue du chauffeur. Les tuyaux de raccords d'attente sont prêts à recevoir les conduits qui mettront la chaudière en rapport avec les appareils de la salle d'étuve.

La même chaudière se place dans un fourneau en briques.

N° 135. Bain de vapeur portatif et fumigation sèche.

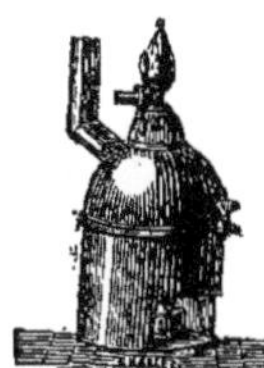

Petit fourneau en tôle renfermant un petit générateur à vapeur muni de sa soupape, d'un robinet niveau d'eau et d'un raccord de prise de vapeur. La chaleur est donnée par une lampe à alcool, et concentrée autour du générateur par une calotte demi-sphérique emboîtée sur le fourneau et présentant une prise de départ. Le malade est placé ou sur un lit ou sur un fauteuil et entouré de couvertures. Celles-ci, sur le lit, sont soutenues par des cercles qui peuvent être placés de manière à donner le bain au corps entier ou à une partie seulement. Un tube de caoutchouc partant du générateur amène et distribue la vapeur;

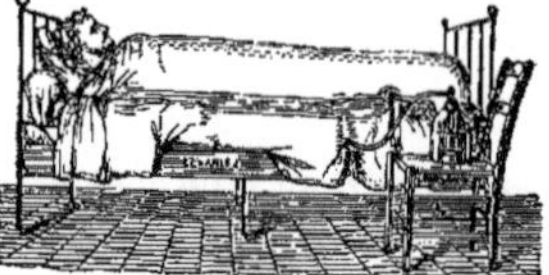

un autre tube, ajusté sur la prise du départ de la calotte, amène la chaleur sèche. L'appareil peut donc donner séparément un bain de vapeur humide ou un bain de vapeur sèche, ou obtenir double et plus prompte action par l'emploi simultané des deux moyens. On peut ajuster un jet ou une gerbe au tube de caoutchouc, pour donner une douche de vapeur locale.

L'appareil comprend : Le fourneau, la lampe à 5 mèches, le bidon, la chaudière à vapeur avec soupape et raccord de sortie, la calotte demi-sphérique avec prise d'air chaud, tuyaux et coudes pour conduire l'air chaud, tube en caoutchouc de 2 mètres pour conduire la vapeur, cassolettes en cuivre pour les aromates, jet de vapeur et gerbe.

Nᵒˢ 136 et 137. Bain de vapeur portatif pour voyage.

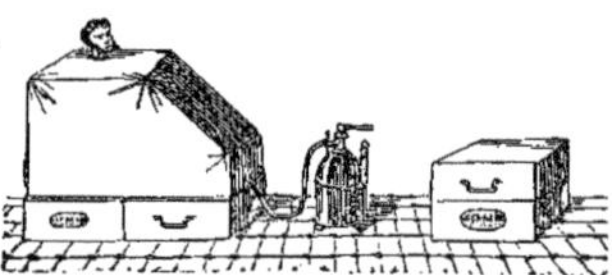

Une boîte carrée de 0ᵐ,50 de côté, s'ouvrant en deux moitiés égales, et renfermant tout l'appareil. Une fois ouverte, cette boîte forme le bas du coffre à vapeur. Dans des gaînes placées dans les angles s'ajustent des tiges en fer formant un bâtis sur lequel s'applique une enveloppe en toile caoutchoutée. La vapeur est produite par un petit fourneau avec chaudière, analogue à celui décrit au nᵒ 135 : ce fourneau est chauffé au charbon de bois et un tuyau en dirige la fumée au dehors. La demi-sphère porte un robinet et deux soupapes de sûreté, le robinet donne issue à la vapeur qu'un tuyau en caoutchouc, ajusté à une boîte à aromates, conduit dans le bain.

Deux modèles :

Nᵒ 136. Fourneau en tôle ; chaudière en cuivre avec soupape et robinet ; tuyau de caoutchouc de 3 mètres ; cassolette à aromates ; lance et gerbe ; tabouret en jonc ; banc pour les pieds ; tiges en fer creux ; enveloppe en toile caoutchoutée ; caisse en chêne avec poignées.

Nᵒ 137. Fourneau, chaudière et accessoires ; bâtis en bois de chêne, ployant ; enveloppe en toile caoutchoutée et caisse.

Nᵒˢ 138 et 139. Boîte de fumigation sèche et humide.

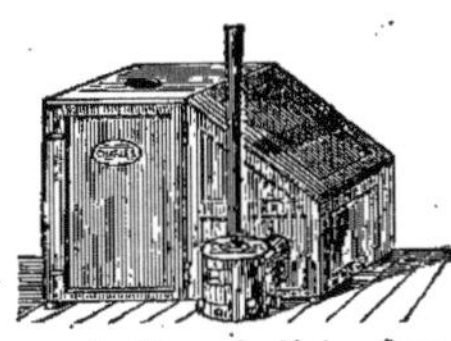

Cette boîte est bien installée, close hermétiquement, avec un siége à vis qui s'abaisse ou se relève selon la taille du malade. Fourneau en fer ; la chaleur qu'il produit est introduite dans la boîte par deux tuyaux pourvus de vannes, qui permettent d'intercepter ou de rouvrir la communication de l'air chaud avec l'intérieur. Dans la boîte, auprès de l'issue des tuyaux, sont placées les capsules contenant les substances destinées aux fumigations. Un serpentin qui circule dans le fond élève à volonté la température. Sur le devant est pratiquée une ouverture par laquelle on peut introduire une boîte à aromates traversée par un jet de vapeur.

Deux modèles :

Nᵒ 138. Boîte en bois de chêne, siége à vis, appuie-pieds ; fourneaux avec accessoires, cassolettes, couvercle, tuyau de fumée, etc. Serpentin en cuivre. Boîte à aromates avec cuvette de condensation, etc.

Nᵒ 139. Boîte en sapin et les mêmes accessoires.

Nᵒ 140. Sudation à l'air chaud.

Fauteuil muni de supports qui soutiennent à quelque distance du malade les draps et couvertures dont on l'enveloppe pour l'isoler de l'air extérieur. Les pieds sont commodément appuyés. Sous le siége est placée une lampe à alcool dont la chaleur provoque rapidement la sudation.

Un seul modèle comprenant le fauteuil avec supports, la lampe et le tabouret de pieds.

Nᵒ 141. Appareil à air chaud pour fumigations sèches.

Un fourneau en tôle avec pattes présentant une double enveloppe où se fait la circulation de l'air. Une lampe à alcool au-dessus de laquelle est placée, au centre du fourneau, la capsule contenant les substances médica-

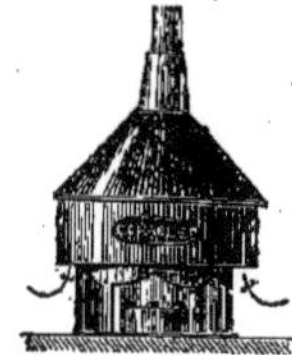

menteuses. Le malade est couché, ou dans un fauteuil ; des tuyaux conduisent vers lui la fumigation.

L'appareil comprend le fourneau et le double cône, la lampe, un bidon à alcool, deux cassolettes, l'une en fer, l'autre en cuivre.

N⁰ˢ 142 et 143. Vaporarium pour étuve à gradins.

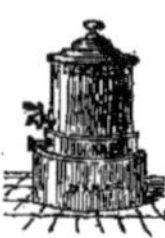

Cet appareil installé pour recevoir des aromates, peut être placé au milieu de la salle de vapeur, au pied du gradin et sur un socle en pierre. Un robinet règle l'arrivée de la vapeur, un tuyau de décharge emmène l'eau de condensation.

Deux modèles :
N° 142. Pour étuve de 10 personnes et au-dessus.
— 143. Pour étuve de 5 personnes.
L'appareil comprend le vaporarium avec couvercle en cloche, robinets de commande et de purge, scellements, etc.

N⁰ˢ 144 et 145. Fumigation résineuse.

Fourneau en tôle à double enveloppe pour la circulation de l'air chauffé. Un foyer alimenté au charbon de bois ou à l'alcool. Au centre du fourneau une cornue qui reçoit les matières résineuses.

Ce fourneau ne doit pas être placé dans la même pièce que le malade, les gaz qui se dégagent de la cornue mêlés à l'air chaud, ou séparés de l'air chaud, sont introduits dans cette pièce par des tuyaux.

Deux modèles :
N° 144. Fourneau avec foyer, au charbon, cornue, tuyaux de conduite du gaz, tuyaux de conduite de l'air chaud.
N° 145. Fourneau avec lampe à alcool, cornue, tuyaux, lampe à 5 becs.

Nº 146. Pomme de pluie à bascule pour bain russe.

Un cordon qui commande le robinet est attaché à un châssis de 0ᵐ,60 en carré, formant pédale. Le poids du corps fait ouvrir le robinet qui se referme de lui-même par la pression du liquide. On peut se passer du châssis, et le baigneur peut faire manœuvrer le robinet en tenant le cordon à la main. (Voir nº 35.)

Cette pomme ne donne que de l'eau froide.

L'appareil comprend : la pomme de pluie de 0ᵐ,25 de diamètre, le robinet avec mouvement de tirage, la pédale, le raccord avec coude d'attente.

Nº 147. Douche de pluie à longue tige pour bain russe.

La boule servant de rencontre aux deux tuyaux est au-dessus de la portée du malade, qui ouvre ou ferme les robinets d'eau chaude et d'eau froide, au moyen de deux poignées à longue tige.

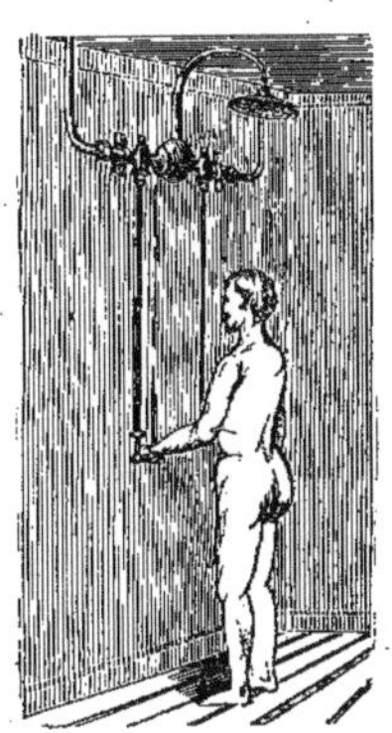

Nᵒˢ 148 et 149. Bain oriental.

Un petit pavillon ou kiosque carré, vitré, se démontant par panneaux, pour en faciliter le transport, et se montant sur un soubassement élevé de quelques marches. On peut y entrer tout vêtu, on est promptement enveloppé d'une chaleur qui augmente peu à peu. On se déshabille complétement, la sudation s'effectue abondamment. Le pavillon renferme un divan sur lequel on peut se placer pour se faire frictionner, masser et ablutionner. Lorsque la séance est suffisante, la chaleur diminue peu à peu jusqu'à ce qu'on soit habillé et que l'on puisse se trouver au-dedans comme au-dehors à une température égale.

IV. HYGIÈNE BALNÉAIRE

Nᵒˢ 150 à 153. Bains de pluie pour appartement.

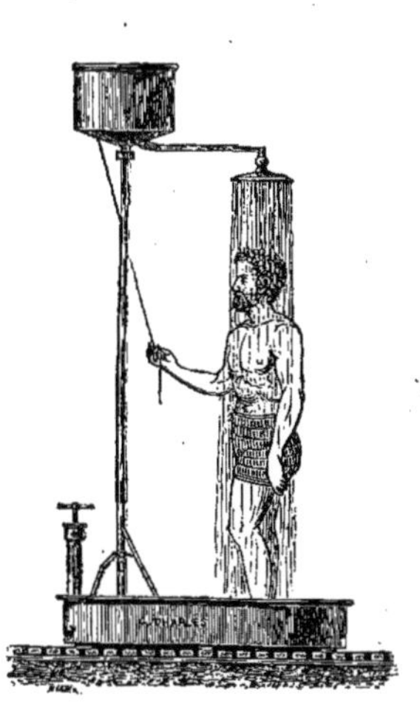

Fig. 1.

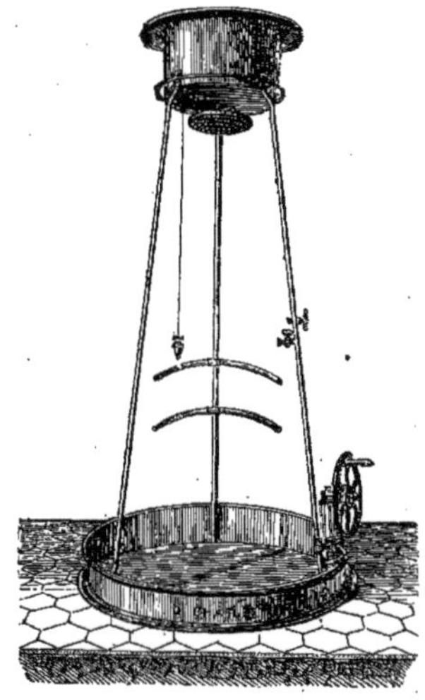

Fig. 2.

La pression obtenue est en conséquence de l'élévation du réservoir. Une seule colonne (fig. 1), supporte ce réservoir, elle est creuse et sert pour l'ascension de l'eau, qui, versée dans le bac, est refoulée en haut par une pompe à main. Un tuyau avec robinet ajusté au bas de la colonne peut servir à donner des injections. La douche en pluie est commandée par un robinet à bascule qu'on fait mouvoir au moyen d'un cordon.

L'appareil à trois montants (fig. 2), fonctionne de même; l'eau, foulée par une pompe à rotation, monte par l'une des colonnes ; un robinet ajusté à cette colonne, sur laquelle un autre robinet interrompt l'ascension, sert à donner la douche en jet ou en gerbe. La pression est fournie par la pompe. Des cercles sont montés sur l'un des trois montants afin de donner la douche sur les reins, soit avec la pluie, soit séparément.

Quatre modèles :
N° 150. Une colonne avec bac, réservoir, pomme de pluie, pompe, robinet pour injection, tuyau de caoutchouc de un mètre et porte-canule.
N° 151. Trois colonnes, bac, réservoir, pomme de pluie et pompe.
N° 152. Trois colonnes, bac, réservoir, pomme de pluie, pompe, douche horizontale avec tuyau en caoutchouc de 1^m,50, robinets, porte-jet, jet et porte-canule.
N° 153. Mêmes détails, plus le cercle pour la douche des reins.

N°ˢ 154 et 155. Douche de pluie à suspension.

Un cylindre portant la pomme de pluie vissée à la partie inférieure. Quatre pieds soulèvent ce cylindre lorsqu'on le pose à terre et protégent la pomme de pluie. Pour l'élever, on attache à quatre oreilles, à la partie supérieure, un cordon passé dans une poulie au plafond et dans une autre poulie à l'angle du mur, avec un moyen d'attache quelconque. Un cordon de tirage fait mouvoir une soupape pour donner issue à la douche.

Deux modèles :
N° 154. Cylindre d'une contenance de 40 litres, pomme de pluie, poulies, cordon de suspension, crochet d'attache.
N° 155. Même détail, contenance de 30 litres.

N°ˢ 156 à 175. Baignoires.

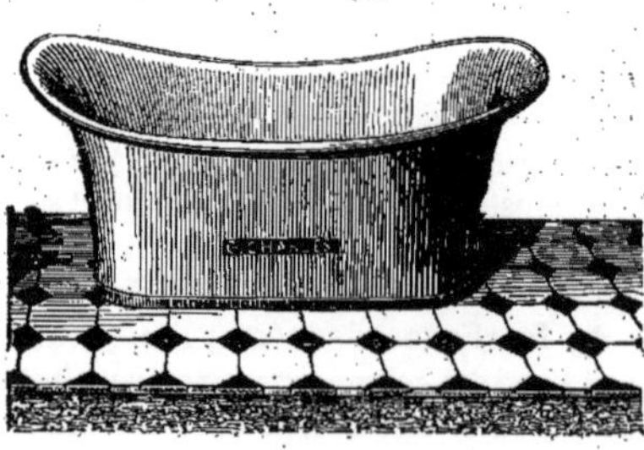

La baignoire représentée par la figure est la forme dite à gorge, n° 157 ; c'est le modèle le plus usité aujourd'hui. L'étamage est à la résine, sans aucun acide et d'une grande solidité. Le n° 158 est de même forme, mais bordé dans le haut ; le n° 159 également bordé est à un seul dossier ; le n° 160 est de forme droite et à gorge ; le n° 161 droit et bordé. Ces derniers modèles conviennent aux salles de bains particulières, parce qu'on peut les couvrir d'un panneau qui forme table. Les baignoires de ville (162 et 163), destinées au service des établissements pour bains à domicile, sont plus étroites d'en haut et à roulettes.

MODÈLES EN CUIVRE.

N° 156. A gorge, extra, pieds à embase.
— 157. A gros bords, forme bateau, modèle ordinaire.
— 158. A deux dossiers, bordée dans le haut, forme ordinaire.
— 159. A un dossier,   —   —
— 160. A un dossier,   —   forme pointue.
— 161. Droite, sans dossier, bordée ou à gorge.
— 162. De ville à un dossier, bordée, avec bâton et roulettes.
— 163. De ville sans dossier.
— 164. De fillette, à un dossier de 1^m,10 de long, avec bâton et roulettes.
— 165. D'enfant, à un dossier de 0^m,80 de long,   —   —

MODÈLES EN ZINC.

N° 166. A gorge, forme bateau, peinte en marbre à la demande.
— 167.   —   vert de mer ou jaune de Sienne.
— 168. A gorge, forme droite, vert de mer ou jaune de Sienne.
— 169. A demi-gorge, forme pointue.
— 170. A deux dossiers, bordée avec croisillons et rosace.
— 171. A un dossier.
— 172. Droite sans dossier.

MODÈLES EN FONTE ÉMAILLÉE.

N° 173. A deux dossiers, petit modèle évasé de 1^m,25 de longueur avec soupape,
— 174. A deux dossiers, modèle droit de 1^m,30 de long avec soupape.
— 175. Pointue à un dossier de 1^m,30 de long avec soupape.

N°s 176 à 179. Bains de pieds.

N° 176. Très-fort en cuivre, à gorge, pour établissements.
— 177. En cuivre ordinaire.
— 178. En fonte émaillée.
— 179. En zinc à gorge.

Nᵒˢ 180 à 184. Bains de siège.

N° 180. En cuivre, à gorge,
— 181.   —   avec tringle.
— 182. En zinc, avec gorge,
— 183.   —   avec petite gorge.
— 184.   —   petit modèle.

Nᵒˢ 185 à 188. Bacs pour injections ou toilette.

N° 185. De 0ᵐ,90 de diamètre.
— 186. De 1ᵐ,00   —
— 187. De 1ᵐ,20   —
— 188. Le siége en métal.

Nᵒˢ 189. Baignoire à suspension, pour malade.

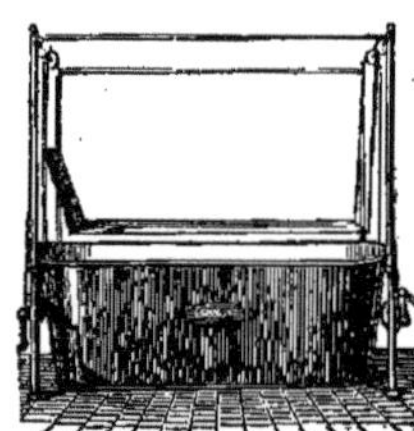

Quatre colonnes en fer sont passées dans des gaînes ajustées à la tête et aux pieds de la baignoire ; ces colonnes sont assujetties en haut par des traverses. Le malade est placé sur un hamac en sangles auquel on rattache des courroies qui passent sur des poulies au haut des colonnes et qui sont manœuvrées par deux manivelles. Le malade peut être ainsi, sans effort, enlevé et descendu dans le bain. Le bâtis s'incline à volonté.

La baignoire est en cuivre, avec les gaînes, les 4 colonnes, les 2 manivelles, hamac et courroies.

Nᵒˢ 190 à 192. Baignoire de force pour aliéné.

Dessus mobile installé de manière à pouvoir se rabattre verticalement sur le côté de la baignoire, afin de ne pas gêner les mouvements. Le malade est descendu de force dans la baignoire, une courroie l'y maintient à hauteur

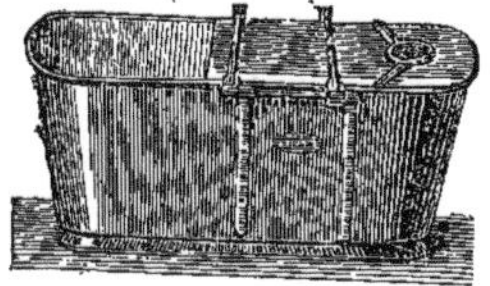

de l'estomac pendant qu'on relève le couvercle qui s'abat horizontalement, glisse dans une gaîne, et vient emboîter le cou du malade. On détache la courroie, on emplit la baignoire et l'on peut donner la douche de tête sans aucune résistance possible.

Trois modèles :

N° 190. Baignoire en cuivre, étamée à l'intérieur.
— 191.　　—　　en tôle galvanisée, et garnitures en fer forgé.
— 192·　　—　　en fonte émaillée, mêmes garnitures.

V. RESPIRATION, PULVÉRISATION

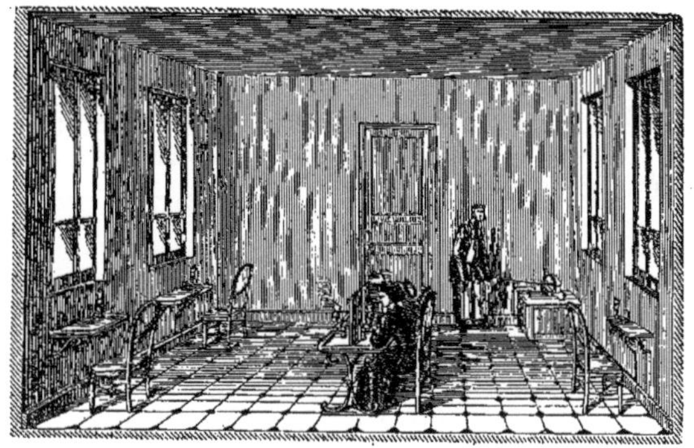

N° 193. Salle de respiration.

Une pompe à double effet (voir n° 208) reçoit l'eau minérale d'un robinet d'arrivée et la refoule avec forte pression dans les tuyaux qui alimentent les appareils. Ceux-ci consistent en une table à quatre places avec cloison verticale et trois tables isolées appliquées aux murs. Sur ces tables sont installées, soit des coupes pulvérisant l'eau minérale en fumée (n° 195), soit des douches directes filiformes ou réfléchies pour le pharynx, le nez, la face, les oreilles, etc. (n° 194). Chaque appareil est indépendant et commandé par un robinet. L'installation est complétée par des siéges spéciaux et par des pelisses ou manteaux en étoffe imperméable.

La pompe a été placée dans la salle, sur cette figure, pour qu'on puisse en apprécier le fonctionnement : il est plus convenable de l'installer de l'autre côté de la cloison.

N° 194. Douche filiforme ou réfléchie.
(Pharyngienne, faciale, nasale, etc.)

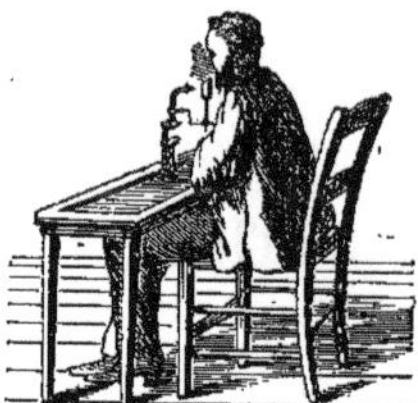

Le jet est horizontal ou oblique à volonté selon l'inclinaison donnée à l'articulation du robinet. Il agit directement en forme de jet aigu poussé par une forte pression, ou il se divise sur un disque de toile métallique interposé entre le robinet et l'organe soumis au traitement; ou bien encore, étant dirigé en sens inverse, il va se briser sur une palette de métal qui répercute le liquide en gouttelettes. Les ajutages peuvent se modifier selon la nature de la douche et de l'affection à traiter.

L'appareil, qui s'installe sur une table à quatre pieds ou sur une table en console scellée au mur, comprend : une colonne articulée, disque, brise-jet, support avec glissière, porte-jet, jets, gerbes, canule, clef de serrage, épinglette pour dégager les jets.

N°s 195 à 197. Pulvérisateur en coupe.

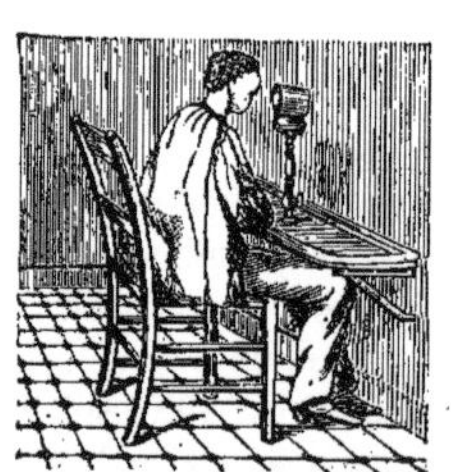

« Une petite colonne, a dit la *Gazette des Eaux* du 6 juin 1867, s'élève du milieu d'une table à cuvette: cette colonne porte une coupe en forme de calice; au milieu de ce calice se dresse, semblable à un pistil, l'ajutage d'arrivée du liquide. Cet ajutage ne s'élève qu'aux trois quarts de la hauteur de la coupe; il se compose de deux pièces fortement vissées l'une sur l'autre. La pièce inférieure a été légèrement burinée de huit traits, et, sous la forte pression de la pompe, le liquide s'échappe par ces huit coups de burin, en huit jets filiformes ayant l'acuité d'une aiguille et la force de résistance d'un fil d'acier. Dans ces conditions, le liquide, rayonnant du centre vers les parois intérieures de la coupe, s'y brise violemment, rejaillit et s'élève au-dessus du vase en poussière ou en fumée, avec une grande abondance et une ténuité excessive. Un petit dôme de métal, qui coiffe une partie de la coupe, dirige le nuage de fumée vers la bouche du malade. »

Trois modèles :

N° 195. Grand modèle pour le milieu d'une table.
— 196. Modèle pour table seule.
— 197. Modèle à genouillère.

Nᵒˢ 198 à 200. Table de respiration.

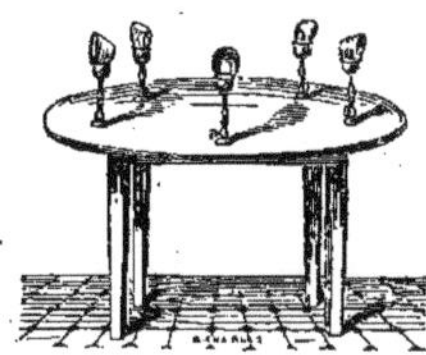

Cette table est couverte en métal, elle forme cuvette, et une vidange placée au milieu reçoit et rejette les eaux provenant des appareils à pulvériser. La table est expédiée toute montée, pourvue du nombre d'appareils demandé (coupes ou douches) et l'installation se borne à la mettre en communication avec le conduit provenant de la pompe et amenant l'eau minérale. La table varie de grandeur selon le nombre d'appareils demandés.

N° 198. Table à 3 places.
— 199. — à 6 —
— 200. — à 10 —

Nᵒˢ 201 à 207. Table console pour respiration.

Le modèle des tables isolées appliquées aux murs varie aussi bien en raison des matières employées que des liquides qui devront servir à la pulvérisation, et les métaux doivent être choisis selon la nature plus ou moins destructive de ces liquides et des principes minéraux qu'ils renferment. Ces diverses tables, fixées par des supports métalliques, sont toutes de forme un peu concave et avec un tube de vidange qui conduit les eaux écoulées vers une décharge générale.

Sept modèles :

N° 201. Table en marbre blanc, avec main courante en acajou.
— 202. — en porcelaine, — —
— 203. — en fonte émaillée, — —
— 204. — en tôle galvanisée, — en chêne.
— 205. — en zinc, —
— 206. — à quatre pieds en chêne, garni en zinc.
— 207. — — en sapin, —

N°s 208 à 210. Pompes pour salle de respiration.

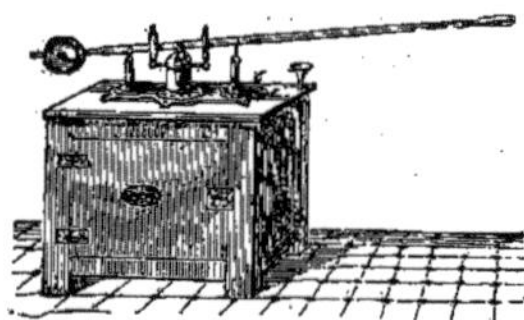

Elles sont à un seul corps ou à deux corps. L'eau est versée dans l'entonnoir à droite par un robinet dont l'ouverture est réglée selon la dépense de l'appareil. Le réservoir placé dans l'intérieur du coffre, et sur lequel agissent les pompes, est installé de manière à laisser se perdre le moins possible les gaz et les principes chimiques des eaux minérales. La pression donnée par le balancier moteur peut s'élever à 12, 15 ou 20 atmosphères; elle est indiquée par un manomètre placé à l'avant du coffre et elle agit également sur tous les appareils rattachés à la pompe.

Trois modèles :

N° 208. Pompe à deux corps, pour 6 à 10 appareils, comprenant : coffre en chêne avec deux portes, réservoir en zinc, lentille d'aspiration garnie de toile métallique, 4 équerres et vis pour fixer le coffre au plancher, entonnoir, tube d'alimentation, niveau d'eau, manomètre.
N° 209. Pompe à un seul corps pour 2 à 3 appareils, même détail.
N° 210. Pompe à un seul corps pour 1 à 2 appareils, petit modèle.

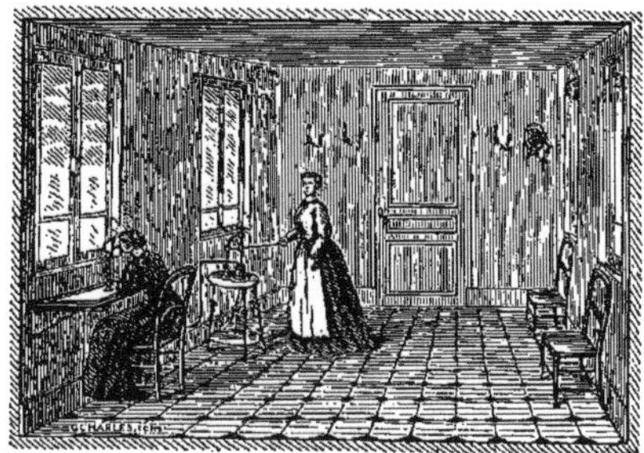

Nº 211. Appareil de pulvérisation à simple effet.

Il sert pour une seule personne, à domicile. Il consiste dans une très-petite pompe qui s'ajuste partout et qui aspire directement dans une bouteille ou une carafe. Deux doigts suffisent à la faire mouvoir.

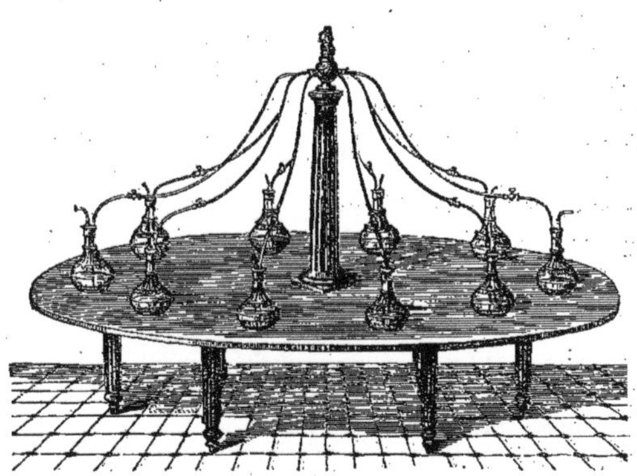

Nº 212. Aspiration du gaz acide carbonique.

Une table ronde à dix places, couverte de toile cirée. Au centre s'élève une colonne portant une boule de distribution à laquelle le gaz est amené par le centre de la colonne et par des tuyaux communiquant au gazomètre.

De cette boule partent des tubes plongeant dans des carafes bouchées, à moitié remplies d'eau. Le gaz, dont l'arrivée est réglée par un robinet sur chaque tube, barbotte dans l'eau et sort par un bec recourbé, que termine une pipette par laquelle se fait l'aspiration.

La table peut varier en grandeur et en nombre de carafes, selon la demande.

Nos 213 à 215. Vaporarium

construit sur les indications de M. le Dr Henriot, de Reims.

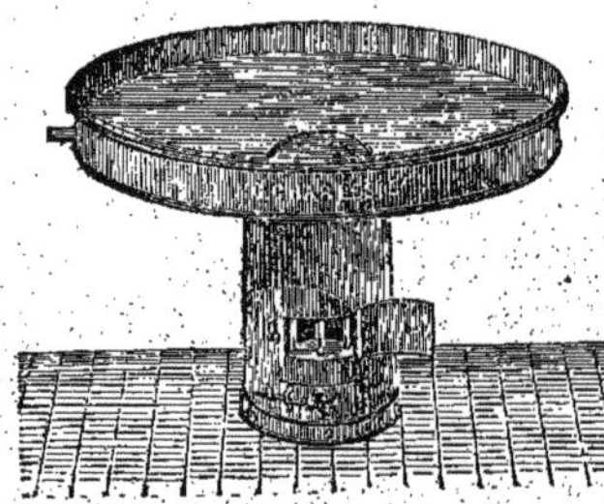

Un double cylindre. Le cylindre intérieur en cuivre, traversé par trois plateaux horizontaux et couronné par une demi-sphère. Cylindre extérieur formant gaîne et hermétiquement fermé. Le foyer pénètre sous le cylindre intérieur; la fumée qui s'élève jusqu'à la demi-sphère est entraînée au-dehors par des tuyaux. L'espace compris entre les deux cylindres est rempli d'eau. Le plateau supérieur est également double et forme la continuation de ce vide : il peut contenir 30 à 40 litres d'eau mise en évaporation constante par la chaleur du foyer. Celui-ci peut être alimenté au charbon de bois, au gaz ou au pétrole.

Si l'on craint pour la pièce où est placé cet appareil l'odeur produite par le combustible ou par l'échauffement des métaux, le foyer peut être placé dans une pièce voisine et communiquer la chaleur au liquide par circulation.

Trois modèles :

N° 213. Plateau en cuivre étamé, chauffage et gaîne en tôle, 3 mètres de tuyaux de fumée, thermomètre.

N° 214. Plateau en tôle galvanisée et le reste comme dessus.

— 215. Plateau en tôle galvanisée, chauffage au charbon ou au gaz à l'extérieur, 4 mètres de tuyaux en cuivre pour le va-et-vient, 3 mètres de tuyaux de fumée, vanne pour régler la chaleur de l'eau, thermomètre.

FIN.

PARIS. — IMPRIMERIE JULES BONAVENTURE,
quai des Grands-Augustins, 55.

www.ingramcontent.com/pod-product-compliance
Ingram Content Group UK Ltd.
Pitfield, Milton Keynes, MK11 3LW, UK
UKHW021122140726
13695UKWH00004B/1657